U0712196

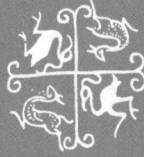

日本汉医古方派研究

贾春华 著

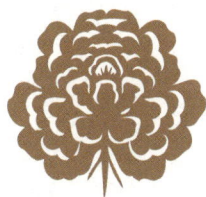

中国中医药出版社

·北京·

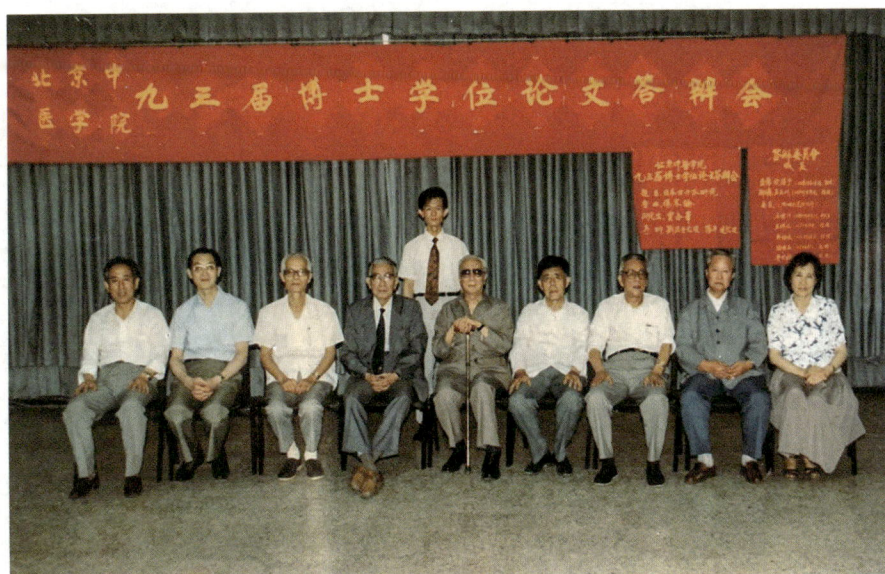

作者博士学位论文答辩会合影

前排左起：鲁兆麟、杨维益、王玉川、祝谌予、关幼波、马继兴、工绵之、刘渡舟、聂惠民

后排：贾春华

春华：

从写的"开题报告"我看了两遍，提一点意见供你修改时参考：

1. 题目：应体现中医传至日本，日本形成古方派的渊源和它的特点。

2. 不要用"语录"式的句子写文章。要把问题讲清楚，用分析方法，不要用结论方法。

3. 中医传到了日本的途径：①朝鲜；②僧侣；③留学生，都要找出公元多少年，传入的什么书，和什么学术？鉴真和尚东渡带去的医药等等，这些是历史事实，也是日本接受汉医药的渊源。

4. 日本接受中国医药学以后，在什么时期和年代，又受到什么思潮影响了，逐渐分出不同的学术见解和不同的治疗主张，对中国医药学发展了什么，倒退了什么？要客观地，事实求是的写，这就叫历史唯物主义观点。

5. 日本古方派的优点与缺点，在那一方面超出了中国，而又在那一方面不如中国，做出艰苦努力的客观分析，得出令人肯定的结论。

这就<mark>叫做</mark>叫辩证惟物主义。

6. 文词忌激烈、要心平气和讲问题、摆情况。

以上供您参改

刘渡舟

91. 8. 15日

春華同学：

看了你的全著，一喜一忧间而有之。喜的是你将江户时期近三百年的日本汉医古方学派从历史背景、社会风潮、哲学变迁、疾病需求、幕政改革把古方派害的淋漓尽致大有笔下千军之势。忧的是你的学术根基島在中国的看来有点玄忍，而当在彼邦日本的则是闻其流而共存亡了。（您我估计有销）

我认为闻其流并不怕，共在亡则就有得失之分，一叶障目而不见泰山了。余云岫辈就是闯的祸了。最后说大众中医不能不说是前车之鉴吓！

难道说日本的古方派不值得一学吗？为什么你们说出这样不够谦虚的话？学术上的问题是可以互相争鸣的，至于门户法的斗争，应当是寸步不让。

日本人忘掉我们一些中国人把医学分为思辩派、实践派而以内经、伤寒为分水岭。这种言论是强加我们头上的千万不要上当，

我不能更辞你的思想，也不能说吃我的都对。我们有师生之谊可以谈点心里话。

最后，我对你再三叮咛，凡是日本对的必须要学下去，日本人的惟心所画的认识我们一定要丁住。

刘渡舟　92.10.23日

（电70）

北京市电车公司印刷厂出品 九二·四　文学装订线

古方派的代表人物，我认为不必用浮泛言出，要以简述为好。

例如：後藤良山：生卒年代为公元1659～1733年。曾求师于名古屋玄医，以其瞀薄求此，激忙賣嗔賀，盡力自起，遂为古医道之開山。著作有《一气流滯沧以》对病因、治序、制方作了具体分析。《胆炙棋泉运用心法》對照胆治病的机理；署叔治病任缝。《温泉沦》等著作。

其它医宾以此格式〔同〕内容增删由你决定。作为附萏于后载出。

刘渡舟
92. 10. 27

北京市电车公司印刷厂出品　九二·四

春華賢契：

序文寄去，有所刪改望察。今天為元旦，祝你：

吉祥如意、進步多福。

劉渡舟 八六年元旦

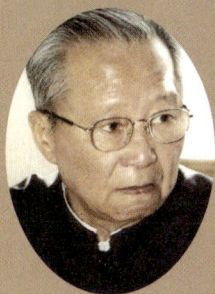

刘　序

中国医药学，自隋唐时期，大量流传日本，深受彼邦的广大医务人员重视。

至十七世纪初（江户时期），《伤寒杂病论》已传入日本，以名古屋玄医为先驱的"古方派"倡导仲景学说，注重实践观察，当时人才济济，著作丰富多彩。至此，出现了史学界所谓的"后世""古方"，人们将以李朱医学为基础的道三学派称为"后世派"，将以仲景医学为中心的东洞学派称为"古方派"。

日本汉医"古方派"的代表人物有吉益东洞、山胁东洋等人。

由中国传至日本的中医学，尤以伤寒之学，经过日人的努力研究，不可讳言，已有很大的发展。其中创新之处、临证用方之要，有的反居中国之上，不能夜郎自大而不闻不问也。

贾春华君随余攻读伤寒，成绩斐然，胜利地获取了博士学位。今撰成《日本汉医古方派研究》一书，贯彻历史唯物主义与辩证唯物主义思想，从源及流，提要钩玄，系统地将日本古方派介绍给读者，不仅对伤寒在国外发展情况有所了解，而且见仁见智，融合"双百"精神，反馈于中国医坛亦不无小补也。

古人云"三人行必有吾师"，又云"礼失求诸野"。贾子斯编

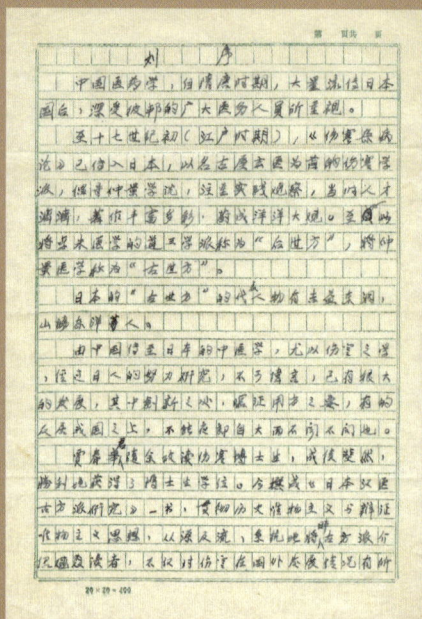

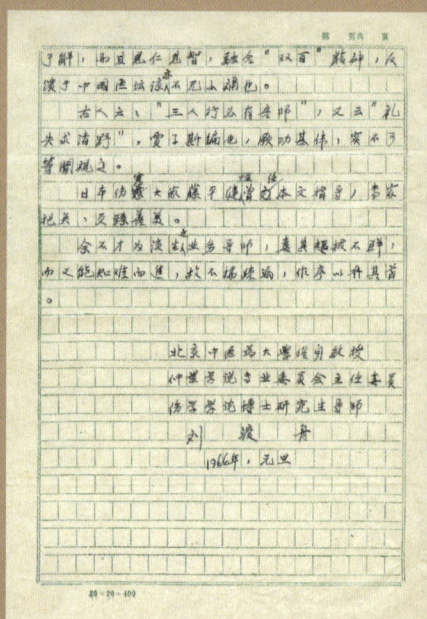

也，厥功甚伟，实不可等闲视之。

日本古方大家藤平健先生曾任本文指导，专家把关，更臻善美。

余不才为该生之导师，喜其超拔不群，而又能知难而进，故不揣疏漏，作序以弁其首。

北京中医药大学终身教授

仲景学说专业委员会主任委员　刘渡舟

伤寒专业博士研究生导师

1996 年·元旦

自 序

　　明清之际，文化思想界的疾风骤雨引发了日本汉学界乃至汉医界的波浪滔滔。明末清初的中国社会是一个斗转星移、在田在渊的激荡时代。明王朝的倾覆，唤醒了是时的有识之士，面对明朝覆亡这一痛苦的现实，许多明朝的孤臣遗民纠结于"明朝何以亡"这一中心命题。沉痛的历史似乎在低声地呻吟：明朝之所以覆灭，原因在于理学末流特别是王学末流的空谈心性。于是一股"黜虚崇实"的实学思潮于当时思想界油然而生，岂能再容宋明理学来空疏误国。梁启超在《中国近三百年学术史》曾如此评说那时状况："他们对于明朝之亡，认为是学者社会的大耻辱、大罪责，于是抛弃明心见性的空谈，专讲经世致用的实务。他们不是为学问而做学问，而是为政治而做学问……黄梨洲、顾亭林、王船山、朱舜水便是这时候的代表人物。"

　　黄宗羲提出"学贵适用"，要求读书治学，做到"大者以治天下，小者以为民用，盖未有空言无事实者"，"凡不切于民用，一概痛绝之"，反对"使学道与功利判为两途"，而不重事功的迂儒学风。顾炎武《日知录》云："吾曹虽不如古人，向若不祖尚浮虚，戮力以匡天下，犹可不至今日。今之君子，得不有愧乎其言？"王夫之指责王阳明后学"废实学，崇空疏"，批判性地总结了宋明道学，扬弃程朱陆王，转而精研易理。

明末清初的学术主流由心学向朴学转变，其内在的推动力源于思想界摒弃理学末流的批判思潮，这种批判思潮进而波及中国的医学界。黄宗羲在《张景岳传》中描写到："二十年来，医家之书盛行于世者，张景岳《类经》，赵养葵《医贯》，然《医贯》一知半解耳。"从这段文字可以看出，张景岳、赵养葵在明末清初颇具声望，为众人所追捧。被追捧的原因，很可能源于"介宾博学，于医之外、象数、星纬、堪舆、律吕，皆能究其底蕴"。所谓"能究其底蕴"就是指张景岳能对医理之来源给予解释，满足了人们的"为什么"的心理。而赵养葵之《医贯》却让其发出"一知半解耳"的感叹。尽管黄宗羲称颂张景岳有别于明人空谈，有务求经世、明理慎行的实学倾向，但并没有避免张介宾、赵养葵成为清代崇尚"实学"医家抨击的对象。徐大椿《医贯砭》序中言："世故熟，剿说多，时命通，见机便捷交游推讲，则为名医，杀人而不知也，知之而不怨也。"徐大椿认为赵养葵谙于世故，抄袭他书，以通晓人的过去未来欺人，讥讽其宣讲专以六味丸、八味丸统治天下病的做法，为医家之所不齿，反映出清代医家对明朝医学浮夸之风的厌恶。至于张景岳，叶桂于《景岳全书发挥·传忠录》中言："张子和治病，惟以汗吐下三法为去病之主，景岳独与刘、朱为难，而不及子和，何也？纸上空言，毫无着实……"从中可以隐约看到叶天士认为景岳论医存在驰骛虚言的纸上谈兵之嫌。非独叶桂，尊经崇古的陈修园更著有《景岳新方砭》。

清乾隆十六年，何梦瑶著《医碥》，其于自序称："方今《景岳全书》盛行，桂、附之烈，等于昆冈，子作焦头烂额客数矣。人咸谓：子非医病，实医医，是书出，其时医之药石欤！碥当作砭，予笑而不敢言。""此辈妄引《易》义，动言扶阳抑阴。"一个十分有趣的现象是，张介宾这位曾以《质疑录》对朱丹溪学说发起质疑的人又为后人所质疑。随着实学、朴学影响的深入，医家中的

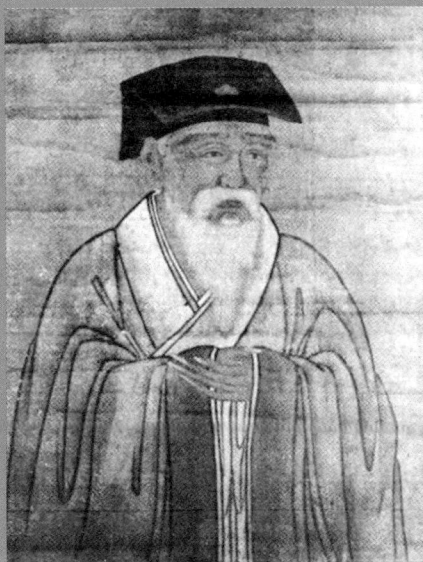
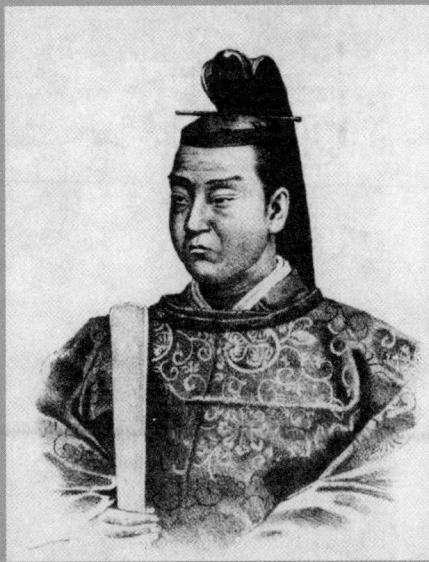

朱舜水　　　　　　　　　德川光国

质疑范围渐渐放大，黄元御《四圣心源》自叙"医有黄帝、岐伯、越人、仲景，四圣之书，争光日月，人亡代革，薪火无传"已见端倪。至道光十二年阳湖张琦重刻时序言："自唐以降，其道日衰，渐变古制，以矜新创。至于金元，刘完素为泻火之说，朱彦修作补阴之法，海内沿染……门户既分，歧途错出，纷纭扰乱，以至于今，而古法荡然矣。"可见清末医家对刘朱医学有同样的抵制与不满。

朱舜水"痛愤明室道学之祸，丧败国家"，认为"学问之道，贵在实行""圣贤之学，俱在践履"，强调一切学问必须以实践为方向，以实用为旨归，以实效为标准。尤其值得人们注意的是朱舜水对日本"古学派"与"古方派"的影响。1666年，舜水抵江户。德川光国执弟子礼，竭诚尽敬。日本学者以师事舜水为荣，呈现出犹如"七十子之事孔子"的场面。江户时代著名哲学家伊藤仁斋，著名经学家山鹿素行、木下顺斋皆与朱舜水有不同层面的交往。舜水倡导以"实用""实理""实行""实功"为基本特征和核心要义的"实学"，令当时的日本文化思想界产生动荡。

伊藤仁斋认为："天地之间，一元气而已。""一元气而已"者，唯有运动之谓也。圣人论述"天道"的言语，即"一阴一阳，谓之道"，意谓或为阴，或为阳，往来不已的运动方为天道，只此而已，不涉其他。"自此以上，更无道理，更无去处"，也就是说，在"往来不已"运动的层面之上，并不存在"根源"性的道理，也不存在该运动的"始源"性的究极之处。故在《语孟字义》中，仁斋斥宋儒所谓"根源"性的"天理"为"臆度之见"，所继承的乃是"生生不已，天地之道"的天地观。

山鹿素行的《配所残笔》中说："宽文之初，我等见汉、唐、宋、明学者书，知不合道理，而直读周公、孔子书，并云应以其为典以正学问之道。自此，不再用后世之书物，日夜思考圣人之书，而始知圣学之道之真髓，定下圣学之法。"

荻生徂徕推重古文辞，以李攀龙、王世贞等取法先秦两汉的主张为标榜。接过王世贞"琢字成辞，属辞成篇，以求当于古之作者而已"的主张，精心研习艰深的古汉文"辞"，以解古人当时写文之古意，作用于经世。认为学古言才是真正的读书之道，而在此基础上读懂六经，即可得圣人之道。何为圣人之道？于徂徕而言，是先王之道，其就寓在六经中。徂徕的"先王之道"的言说，是对后世儒家的"心学"言说的批判。

朱舜水、伊藤仁斋、荻生徂徕、山鹿素行影响下的日本汉医界又将呈现一幅什么样的图景？请看如下之类比。

仁斋主张以"仁"作为人伦社会的最高境界，后藤艮山便把"仁"作为医家的行为准则；仁斋认为"一元气"是天地的本源，用"一元气说"否定朱子学的"理"，艮山也强调"一元气"是人体的本源，用"一元气"解释人体的生理、病理，抨击后世医说。后藤艮山在经义方面仰慕伊藤仁斋，令弟子香川修庵入其门下学习，香川修庵从伊藤仁斋学古典经书，倡"儒医一本论"，主张"圣道医术，一其本而无二致""五行生克运气胜复之说，此皆假合附会，迷信妄作，害道者莫过于此"。山胁东洋不仅继承了艮山开创的医业，确立了以实证亲试的古方派医学，其亲试法一为临证，一为解剖。临证的结论是"亡一当于吾业者"，解剖之后更知"《素》《难》瞀人者数千岁"。

山县周南以为"天地之间，一气而已，故无二本而生者，物皆然也"；吉益东洞则是以周南为师，一心钻研其道，曾言："儒医虽不同也，其复古一也。""时哉命哉，复古之秋也。""不学古文辞者，不能读《伤寒论》也。"《古书医言》谓：（《伤寒论》）"是三代疾医治万病一毒之法也……此方与《吕氏春秋》所言同为万病一毒。其视毒之所在，以处其方，何病患不治哉！"

通过以上的类比可以发现，日本江户时期的儒学与医学存在共性，以至于东洞将先于自己倡导使用《伤寒论》方药的山胁东洋比作伊藤仁斋，而将自己比作后来居上的物徂徕："我医方譬之今之儒流，东洋伊藤仁斋也，先众启其端焉；吾业不敢让，物徂徕焉。"

20年前我的博士学位论文——《日本汉医古方派研究》，经好友翟志强先生力荐在长春出版社出版，此次应中国中医药出版社刘观涛先生之邀再版，真有"焉知二十载，重上君子堂"之感。当我再次翻看《日本汉医古方派研究》时，仿佛见到阔别多年的老友，"我还认识他，但我只知道他的过去，对他的现在已一无所知"。于是，再次回忆了古方派的缘起，弁于其端以为序。

贾春华

2018 年 5 月 8 日

编写说明

　　黄遵宪早在百年前指出：中国对日本的研究远远落后于日本对中国的研究。时间虽过了一个世纪，这种情况仍然如此，或者说差距更大了。

　　章太炎曾谓："《伤寒论》传至日本，为说者数十人，其随文解义者，颇视中国为审慎，其以方术治病，变化从心，不滞故常者，又往往多效，令仲景而在，其必曰：吾道东矣。"

　　一部介绍日本汉方医学的书籍宣称："对中医界的不少同仁来说，谈及日本中医，犹如天方夜谭。"

　　…………

　　中日医学交流史悠久漫长，然其交流是以中国医籍的大量东传及日人的广泛研究为主题。相形之下，日人医书传入寥寥，对其进行研究者更是寥若晨星。近年来这一现象虽有好转，但所侧重者多限于翻译或泛泛的介绍而已，尚乏系统深入研究的力作。

　　古方派作为日本汉方医学的重要派别，其以《伤寒论》医学为中心，以实证亲试为宗旨，坚持《伤寒论》有其自身理论体系的信念，开辟了一条有异于中国学者研究的蹊径，虽难言硕果累累，却也别有洞天。对此日人虽做过大量的研究，但并不能代替中国人的研究，以其认识有异，方法有别。

本研究将再现这曾在日本江户时期掀起医界的轩然大波，并至今仍雄踞日本汉方医学界统治地位的古方派的本来面目，揭示其兴起、形成的原因，描述其运动变化的轨迹，为什么在同一根上发芽，却开出不同的花、结成不同的果？这种变异是以何为导源？

本研究以突出日本古方派的特性——实用性为宗旨，阐发其独具特色的汉方医学理论，论述其有异于中医学的学说，探讨其理论、学说的本源，分析产生这些理论、学说的背景，这些理论与学说对我们究竟有无指导意义？是否具有实用价值？它将给我们何种启迪？留下什么反思？

为达到这一预期目的，本书将分上、下篇进行讨论。上篇以"古方派"这一整体为中心，分为七章论述，分别是"汉医古方派兴衰史要""古方派医学观的变迁""古方派与其他学派的论争""古方派对日本汉方医学的贡献与影响""古方派与中国现代《伤寒论》研究""古方派启示录"及"尚待商榷的结论"；下篇以研究阐发古方派著名医家学术思想、学术成就为主体，就名古屋玄医、后藤艮山、山胁东洋、吉益东洞、永富独啸庵、中西深斋、吉益南涯、贺川玄悦、中神琴溪、汤本求真十位著名古方家的学术思想与成就进行探讨。

"以人为镜，可以知得失。"导师刘渡舟教授为我选择这一课题作为博士学位论文，这种远见卓识恐怕亦为主要原因之一。

仁智互见缘于仁者和智者有着不同的世界观。日本汉医古方派与中国伤寒学派之所以会在仲景医学的研究过程中"分道扬镳"，使我们不得不去探讨其世界观的差异，也很难不去思考传统中医药理论的"实用性"与"实证性"问题。证实理论或学说真伪的原则是否必依我之经验，标准是否仅凭感觉观察？是否有必要去怀疑一个在临床上百试不爽、论理周密但不能为"实验"所证实的学说？人们的认识究竟认识到何种程度最为恰当，它是否有一疆界？所谓之科学是否有一共同标准，凡不符合此标准的学说或理论必须修正或完善？科学的概念是否会因时代的发展而变迁？它现今的定义是否已完美无缺……凡此种种，尚请有志者思诸。

以下是关于本书的写作思想及有关参考文献等情况的几点说明：

1. 本书以辩证唯物主义和历史唯物主义思想为指导，以研究日本江户时期的汉医古方派为中心，穷源溯流，提要钩玄，分析其历史变迁，阐述其学术思想与学术成就。

2. 本书以突出日本汉医古方派的"实用性"为原则，以有益临床治疗为宗旨，立足于汉医古方派特有医学理论的阐发，明辨其与中医传统理论的异同。

3. 对日本汉医古方派与中国伤寒学派的评价，力求公正平允，决不厚此薄彼、是己非人，而是采取玻尔的"互补原理"来处理这一系列相异的学说，以辩证的观点去分析评判二者的优劣。

4. 撰写过程中，参考了大量的日文文献，借助了日人的研究成果，尤其是文中所涉及的医家生平、家族系谱等内容，可谓"唯译其文"。所据资料主要源于《近世汉方医学书集成》的"解说"部分。"解说"的作者有大冢敬节、藤平健、山田光胤、师寺睦宗、大冢恭男、花轮寿彦等诸位先生，特声明于前，以防掠美、剽袭之疑。

5. 引用原文多出自大冢敬节、矢数道明编集的《近世汉方医学书集成》，间有果录陈存仁编校的《皇汉医学丛书》，故"注释""参考文献"中唯言作者、书名、卷数，不再言其版本，对民国以前著作的处理亦采用此种形式。

6. 对国内不藏的日人医籍，或实难查找的著作，所用原文多系转引。但其中有些原文本是汉文所书，而日本现代医家在引用时已改译日文，这种转译，可能较原文有所出入，然不屈原意。

7. 引用原文有系日文而国内尚无译本者，笔者做了翻译，虽未敢言"达、雅"，但必求于"信"。

8. 汉医古方家自创方未以注释的形式标出，而是列于"附篇"，名为"古方家自制方撮要"。

9.本次再版，增加自序与刘渡舟先生百年华诞纪念文章一篇，其他未做更多更改。

贾春华

2018 年 4 月 9 日

目　录

附篇

牆嘯菴先生著

清遊雜記

書肄　好古堂

春华同学：

看了你的全著，一喜一忧间而有之。喜的是你将江户时期接近二百年的日本汉医古方学派从历史背景、社会风尚、哲学更迭、疾病需求以及改革把方派写的淋漓尽致大有笔下生花之势。忧的是你的学术根萎嵩在中国看来有点立息，而尚在彼邦日本的则是闻其流而共存亡了。（恕我估计有错）

我认为"闻其流"尚不怕，共存亡则就得失之分，一叶障目而不见泰山了。余之嵩华就是嵩的深了最后就大反中医，不能不说是前车之鉴啊！

难道说日本的古方派不值得一学吗？为什么你们论出这样不够谦虚的学术上的问题是可以互相争鸣的，至于你死我活的斗争，应当是寸步不让。

日本人也接我们一些中国人，把医学分为思辩派、实践派而以内经、伤寒分水岭。这种言论是强加我们上的千万不要上当！

我不能违背你的思想，也不能说死我的，都对。我们有师生之谊可以谈些心里话。

最后，我对你再三叮咛既是日本对的必须要学下去，日本人的唯心所蔽的认误我们一定要顶住。

刘渡舟
92. 10. 23日

第一章

古方派兴衰史要

古方派是日本汉方医学的一大主流，其法尊仲景，亲试实验，自兴起后，名家辈出，代有传人。以其理论雄辩，疗效卓著而饮誉日本的汉方界，时至今日仍占据日本汉方医学的统治地位。现在日本汉方医学理论与中医学相异者，多以古方派为导源。故探讨古方派之学术源流，分析其兴衰变化，庶几对中国医学之发展有所裨益。

第一节　古方派发展阶段

一、平安朝至江户初期，仲景医学在日本的传播，乃古方派之肇端

日本平安朝时期（794~1185），中日交流日趋发达，隋唐以前书籍大量涌入日本，仅藤原佐世奉敕于宽平五年（893）所撰《日本国见在书目录》即有医书 166 部 1309 卷之多，其中就有《张仲景方》九卷的记载。针博士丹波康赖于圆融天皇天元五年（982）所撰《医心方》亦多引张仲

景方。镰仓至室町时代（1192~1573），中日交流日渐繁盛。室町时代，日本有不少医生来中国留学，坂净运即为众多留学生之一，其于明应年间（1492~1500）来明学医，后在其所著《续鸿宝秘要钞》中采用了《伤寒论》之药方，并产生过一定的影响。然其影响终不若关东的永田德本（一称长田德本）。永田德本初习金元医学，后则排斥李、朱之论，取法注重实证的张仲景，创立重经验的德本流医学。德本认为：万病起于风，郁滞而为病，人之一身欲上下贯通。上焦主纳，中焦主化，下焦主出。若腹中运化正常，则无病心怡，身无寒热，譬如天之无云而日月明朗。若腹中食物不化，水谷之毒槽留体内，则身发寒热，百病遂起，犹如盛物之器，出口不通，故无论何病，下其秽浊，则诸证自愈。由上述可见德本对人的生理、病理及治疗观点。德本治病虽喜用下法峻剂，但决非无视虚实，而是秉承《伤寒论》的理论"观其脉证，随证治之"。江户初期的名古屋玄医，初习儒学，壮年从医，发愤攻读喻嘉言、程应旄、张介宾诸人著作，以排斥后世派医学为己任，径以仲景为师，认为：万病莫不生于风寒湿，细分则风寒湿三气也，总言则只寒气耳。寒气之伤人也，因阳气虚也。治疗用药不问寒热虚实，皆随仲景之法，对仲景桂枝汤的应用以至出神入化之境地。虽然《伤寒论》的内容被室町时代的坂净运所采录，又为永田德本用至实用化之领域，复为玄医尊为家法，但和江户中期的古方派尚有一段遥远的距离。唯其实证思想，排斥思辨的作法和古方派有着一致性，所以我们只能将此热衷于仲景医学传播的人们视为古方派的先驱，将此阶段视为古方派的萌芽时期。

二、江户中期，古学大兴，医学返本归原，古方派渐次已成，蔚为大观

阳明学与朱子的对立，导致了人们对后世儒学的怀疑，日本的儒学界

出现了古学运动的倾向，并产生了以古典为信仰的世界观。大批朱子学的信徒渐对朱子学产生了怀疑。江户初期即出现了山鹿素行、伊藤仁斋为首的古学运动倡导者，这种思潮一直沿续下来，到了江户中期又出现了以荻生徂徕为首的古文辞学派，将汉学的研究推向高潮。与此相应，在医学界亦出现了以排斥金元医学为己任，立志于古医道复兴的古方家。

后藤艮山，这位古方派发凡者，其早年欲随玄医学医而遭拒绝，遂发愤苦读，确立了坚定的古方派立场，本伊藤仁斋哲学的"一元气"论，提出医学上著名的"一气留滞"说。倡言"凡欲知医者，先察庖牺起于羲皇，菜谷出于神农，取法于《素》《灵》《八十一难》之正语，舍其空论杂说，文义之难通者，涉猎汉唐张机、葛洪、巢元方、孙思邈、王焘等之书，不惑宋明诸家，阴阳旺相，腑脏分配区区之辨，识百病生于一气留滞，则思过半矣"❶。艮山门人逾二百，其中以京都的香川修庵、山胁东洋，大阪的市濑穆，伊势的山村重高最为有名。

香川修庵，学儒5年，受教于伊藤仁斋，后随艮山学医3年，从其《一本堂行余医言》自序中即可窥香川修庵的实证思想是何等强烈，其言："取《素问》《灵枢》《八十一难》始终纵横。诵读数遍，乃掷书愤起曰：邪说哉！奚用是为，若非据此，则医终不可为则已，奚用是为……次取张仲景《伤寒杂病论》反复熟读四、三年，以为古今医人之翘楚，无复出其右者，大奇药方，信之至矣，惜乎其论全出于《素问》，不免混乎明阳者流，且有一二谬也，吁！得非千载一大遗憾乎。"❷由此可见，修庵不仅对《内经》、金元医学深恶痛绝，即便对《伤寒论》亦多有指摘。

山胁东洋，这位艮山的晚年门人，对《伤寒论》医学推崇备至，重视实证，法尚前贤，于其所著《养寿院医则》中可见其对古医学之重视。则之七言："非古之书则不讲，非古之术则不行，谨守先贤之法，欲以行诸当世者，是吾党本务哉。"然而何为古书，则之八继云："仲景之书虽缺，然周汉之遗可知也。"其所著《藏志》亦"亲视实验"之产物。东洋弟子中以永富独啸庵为翘楚，其对《伤寒论》评价极高，于《漫游杂记》中言，"凡欲学古医道者，当首先熟读《伤寒论》"，"伤寒中有万病，万病中有伤寒"。

吉益东洞，倡导古疾医，采扁鹊之法，撷仲景之术，立志于古医道之复兴，倡"万病一毒"之论，治以汗、吐、下、和四法，喜用峻药以攻疾，自成一家之言，世人谓之为"吉益流"或"一毒流"。其子南涯秉承父志而倡导"气血水"说，并以之研究《伤寒论》的药物分类。东洞门人甚多，著名者有肥后的村井琴山，京都的中西深斋，江户的岑少翁。

江户中期形成了以艮山、修庵、东洋、东洞为代表的古方派，古方派鼎盛时期亦由此而至，江户的中后期可以视为古方派的形成与兴盛阶段。

三、明治维新，西学东渐，医制改革，古方派步履维艰

欧洲文化传入日本，是在日本的战国时代。此时传入的外科医学亦不过是贴膏药之类，作为医学理论传入的，仅有希波克拉底、盖伦的四原液说。随着人们对欧洲科学的重视，日本医学上亦出现了汉兰折衷派，给古方派以一定冲击。但并未使古方派陷入维谷，真正给古方派以重创的是明治维新的医制改革。明治维新，人们希望新的社会能与文明诸国为伍，实行"富国强兵"与"文明开化"。明治政府正式发布了"采用西洋医术许可令"，以德国医学为规范，确立医事制度。明治八年（1875）抛出了医制改革方案和医师考试规则。明治十七年（1884）所制医师法，使汉方界遭到毁灭性打击，虽然汉方界进行了一系列的救亡与请愿活动，但仍未能挽救汉方医的命运，最终步入安西安周所谓之"暗黑时代"。因整个汉方界的摧残，作为汉医主流的古方派亦受重创，此时之学术、理论少有

发展。在此"暗黑时期"内出现了一位著名的古方大家——和田启十郎，著《医界之铁椎》，力辩汉方之优越性。和田启十郎对《伤寒论》《金匮要略》思之至深，将其原文予以实际运用，特别是应用当时鲜为人知的巴豆剂，于临床获显著疗效。明治维新至昭和初年，可以视为古方派的衰败阶段。

四、昭和初年，结社请愿，中医影响，
古方派始得复苏

昭和初年，日本汉方界的首要任务，仍可视为明治汉医救亡斗争的继续，为争取汉医之合法地位而努力抗争。木山国彦于《皇汉医学复兴之急务》一文中指出："吾等于昭和六年，以全国有三千余名之连署，请愿于帝国会议，在帝大新设皇汉医学讲座，提出复兴汉医案件之后，蒙贵众两院满声一致通过，于以见吾人提倡汉方医术之复兴，能得识者多数之赞成。"这一时期，日本汉方医的研究有了一定进展，表现在汉方药的研究与汉方医籍的问世。汤本求真《皇汉医学》1~3卷即在昭和二年、三年中出版。汤本求真承恩师和田启十郎之志，立志于汉方医学之复兴，对当时西洋医学中无视人体内因的情况，力主内因发病，治疗上以采用《伤寒论》所载的汗、吐、下、和诸法，以取卓效。汤本求真的医学思想与吉益东洞、尾台榕堂同出一辙，且站在具备西洋医学知识与汉方实际应用的立场上创新医方，在古方精髓的基础上复加以自己的经验。汤本求真之高足有大冢敬节先生。自昭和中期日本汉医界走出低谷后，在日本汉医界出现了藤平健、远田裕正、小仓重成、伊藤清夫、寺师睦宗、山田光胤、大冢恭男等今世古方家，在日本汉界具有很大影响。故我们可以将昭和初年至现在视为古方派的复苏崛起阶段。

日本古方派的形成，迄今已有近两百余年的历史。我们虽然可以将其

划分为萌芽、形成、衰败、复苏等诸阶段，但就其医学特色而言，当以明治维新作为一分水岭。

第二节　古方派兴衰之因素

　　古方派的形成与发展有其深刻的历史背景，是多种因素综合作用的结果，是特定时期的历史产物。纵观古方派之兴衰，可见以下几大因素对其影响尤著。

一、医学因素

　　医学因素对学派的兴衰有着至关重要的影响。自学派创立伊始，即被医学因素所笼罩，医学因素所以导致学派的兴衰，主要在于其医学理论的科学性、实用性及完整性与否。医学流派的兴起有着一个规律，即救弊规律，一个新的医学流派的兴起常因为追回固有学派的流弊而发。在古方派形成前，日本医界占主导地位的是后世派，即三喜、道三流医学。古方派的兴起正是基于后世派医学已现弊端，应用其理论与学说，难以阐明现有疾病的病因，按其治法方药，难获临床佳效，这就迫使某些医家寻求或创立新的医学理论，制定新的治法处方。那么后世派医学有何弊端？我们知道，后世派医学是以李朱医学为基础的，而李东垣、朱丹溪的学说有一共同的特点，那就是于说理上受理学影响颇重，治疗上皆重一"补"，此难免造成治疗上的重补轻攻，说理上的附会牵强。然《伤寒论》医学重实证，少推理，药用精简，绝无侈谈医理之风，若药中肯綮，必有桴鼓相应，立竿见影之效。这种论理简明，直指实用的医学自然为医家所喜闻乐见，古方派医家也正是有鉴于此，对仲景医学显示出前所未有的热忱，尊

《伤寒论》之旨，创立简明扼要之医学理论。从永田德本的风邪为先，至名古屋玄医的"一寒气"，从后藤艮山的"一气留滞"，至吉益东洞的"万病一毒"，其论理皆简单明了，不似三喜、道三流之纷乱，治疗上力行汗、吐、下、和四法，又足以匡当世滋补之弊。理论的精简，疗效的卓著，是古方派能在短期内得以迅速风靡于世的原因。

二、社会因素

医学不是一个"自身变量"，它是镶嵌在社会之中的一个开放系统，由非常稠密的反馈环与社会连接起来，受到来自社会的经济、文化和政治力量的支配与影响。

经济的繁荣与否，直接影响着的疾病的流行与发生，从而影响到医学理念。后世派的兴起主要是在战国时代，因战乱频繁，饥馑相继，人们普遍出现营养不良，精神不安，故内伤病颇多，以虚证为主。而江户时期，国泰民安，经济繁荣，奢侈之风颇盛，故病证以实证居多。有关社会安定与经济繁荣对疾病流行种类的影响，后藤艮山早有所察，《先哲医话集》引艮山之语言"百年以来，游惰之人腹里结症瘕，余征人都邑市朝之人，比比皆然，盖太平日久，民庶蕃息，金钱虚损，奢逸日盛，则知巧之民不免病气势也，医人施治之日，从这处下工夫，大有裨益也"。既然疾病性质多属实证，那么以攻邪见长的古方派自然兴盛无疑。

政治制度影响经济繁荣，自德川吉宗任幕府第八代将军后，对幕府政治进行改革，这一改革虽是通过权力威压而强制进行，但却建立了封建的中央集权，实行增税兴商，这就难免使人们"侈心渐长，贪暴无厌，荣利殖财之谋，交战方寸，逾分亡身，饱食暖衣……家富身贵者，此病（指气厥）最多，是势之所必至也"❸。吉宗将军兴商而外，重视实学，这势必又给一切以实证为先的古方家提供了一个机会。因此政治制度的变更，亦直接或间接地影响医学。

文化思想对医学理论有着直接的影响，它既是医学的说理依据，又是医学理论的组成部分。江户时期，作为官府哲学的朱子学说受到了怀疑，出现了以山鹿素行、伊藤仁斋、荻生徂徕三大家为首的古学派，提倡正统的孔孟儒学。伊藤仁斋称《论语》为"最上至极宇宙第一书"，提倡先气后理，一反宋儒先理后气之说，所著《论语古义》，以《论》《孟》为主，《学》《庸》为从，特尊《论语》，更以《易经》为根干。荻生徂徕著《论语征》十卷，仿明七子之说，大唱古文辞学，作《大学解》《中庸解》，斥孟尊荀，自命其学直承孔子，门下学人辈出，为当时儒学一大宗[1]。儒学研究上的复古思潮，直接泛及医界，医界中亦出现了与古学派相似之古方派，欲彻底摧毁以宋明理学为主要说理依据的后世医学。

三、民族因素

任何一个民族总喜欢有其自己的特色，即便是对从外国引入的东西，亦力图将其加以改进、提高，以适应本国之需求。日本民族的这一特点尤为显著，如在日本文字上"假名"突出体现了这一点。医学上的情况亦如此，日本医家将中国的医学理论与其固有医药相结合，并根据本国之地理环境、气候因素、民族体质和习俗加以改革，将《伤寒论》医学日本化，而非单纯之模仿。因为在日本，儒学一直被尊为官方哲学，儒学与"尚古"有着不解之缘，此造就了日本民族"尚古"精神，而《伤寒论》被古方家视为是周代遗法、扁鹊之方，受到尊崇已成定局。经日本医家更改后，使本已简明的伤寒学更趋简明，请看桃井安贞所著《古医方要》所言："病在于表，则有喘促之证，以麻黄剂主之。疾在于里，当有腹满之证，以大黄剂主之。病位于表里之间，当有胸胁苦满之证，以柴胡剂主之，此三方为医事之大要，而后观何部不利，利之，则万病无不可疗之理。"何等之直接简明，一目了然，此恰符合日本国民率直简明之性格。
"尚古"精神与"简明"性格亦是古方派能得到广大医家响应的原因之一。
而日本国民擅长修改他人的特点，所具将少量材料广泛应用的技巧，又注
定使日本的古方派与中国伤寒派有所不同。

四、医家因素

医家的知识结构、修养、经历、师承直接或间接地影响其学术思想，
可以说医家的学术思想是以其固有知识、经历、师承为基础的。学术思
想的相似或相同，是学派形成的必备条件之一，持相同学术见解的医家愈
多，学派则愈趋壮大。后藤艮山若不了解伊藤仁斋的"一元气"论，断
不会有"一气留滞"说的提出；香川修庵若无五年的儒学功底，亦不可能
有"儒医一本论"的创见；若无对《伤寒论》的朝考夕试，上索秦汉古
籍，吉益东洞的"万病一毒论"，亦不会如此雄辩。此足见知识结构对学
术思想的形成具有重要作用。香川修庵、山胁东洋出自艮山门下，村井琴
山、中西深斋、鹤元逸皆为东洞之弟子，此又足窥师承关系对学术思想的
左右。长期以来，人们多忽视医家心理因素对学术思想的影响，忘记了
对心理有强烈刺激的坎坷经历的寻求，后藤艮山在欲求学于玄医而遭拒绝
后，激愤填膺，大骂"玄医鼠辈不知人"，奋力自勉，比玄医更彻底、更
强烈地反对金元医学。吉益东洞的医业，在四十岁以前尚无人问津，一个
偶然机会与东洋相识，后在东洋帮助下，于四十七岁始开业于东洞院，对
这样一位身怀绝技却长期未被人重视的医家，其心理上的压抑是可想而知
的。欲引起人们的瞩目，不以其独树一帜的理论和卓越的疗效是很难实现
的。大家都知道在艺术上有色彩反差的原理，其颜色越鲜明，与其他颜色
差异愈大，就愈引起人们的注意。医学理论上亦是如此，模仿与继承难以
形成独具特色的医学理论，难以拥有大批的追随与崇拜者，更难以形成阵

容庞大的学术流派。为引起世人的注目，古方家必须提出有异前人的理论，且愈鲜明，与前人理论差异愈大则愈突出。这种在压抑或刺激后形成的心理偏见，难免使理论上带有偏颇。

五、国外因素

国外因素对医学的影响亦是不容忽视的，对日本古方派兴起影响最著的是中国。古方派的兴起、发展主要相当于中国的清代，而清代正是"朴学""实学"大兴之时，清之学者卑视明朝空洞虚浮的学风，崇尚考证，专求训诂，特别是乾嘉时期，以文字、音韵、训诂、考证著称的学者成批涌现，巨著相继问世，形成了一股强劲的学风，并出现了王夫之"虚空皆气"和"气外更无虚托孤立之理"的唯物主义体用论，颜元亦倡"理即气之理"的理气一元论，注重"实事""实学""实习""实行"，对程朱理学进行强烈批驳。清初姚际恒的《古今伪书考》，杭世骏的《道古堂文集》及《经史质疑》，均运用考据学的方法，对《内经》进行了较中肯的论述。乾嘉年间，清儒对医籍的研究更扩大了范围。而"德川幕府初期，对于清朝船的贸易额和进港船数并无任何限制，清朝也废除了明朝海禁，准许自由航行海外，所以驶来长崎的清朝船数逐年增加"。中国书籍的输入对日本文化产生巨大影响，"长崎输入的中国书籍的一部分收藏在枫山文库中，称为天皇文库御用，不久便翻刻成官版，翻刻的官版书从周朝到清朝的著述共一百九十三部，其中还有流入爱好学问的大名手中，由各藩翻刻的"。"翻刻的中国书籍流传到日本的学者和文人手中，对于日本文化界的发展，当然起了颇大作用，而清朝的考据学风风靡了日本的儒学和史学界，诗集、诗论、诗话的输入影响了日本的诗学；小说、戏曲的输入影响了日本的文学；画论、画谱的输入影响了日本的画界。他如医学、博物学、理化学等，亦无一不受到影响"。在这里特别值得注意的是考据之风风靡日本，且这种考据之风又强化了日本人以古代为信仰的世界观，加之幕府重"实学"，日本医家又多儒者，这就使我们易晓为什么古方派医家会认《内经》为伪，不本金元而尊仲景了。清以前中国《伤寒论》研究的两大热潮一为宋代，一为清代，而清代伤寒的研究者远胜前人数量，著述亦非前代所能及。有一个很值得引起人们注意和研究的现象，即御纂之《医宗金鉴》，这部官府下力编集的医书，为何不首刊《内》《难》，而先列《仲景全书》？若抛开清政府重视"实学"，看到《伤寒论》的实用性，恐怕难于做出更合理的解释。然而人们是否想到《医宗金鉴》这样的书籍传入日本，又将给日本医界带来什么样的影响呢？

在上述诸多因素的分析中，只是侧重了对古方派兴起的分析，而未探讨其衰败的原因，这是因为古方派的衰败是随着汉方医学的衰败而衰败的，可以说是随着汉方医被扼杀而被扼杀的，主要的原因在于社会制度与政策和汉方医学共同存在的自身弱点。由于明治维新以富国强兵，产业开发为目标，必然要采用适用于军队和工厂的军阵医学和集团治疗医学。而以个人医学、治疗医学见长的汉方医学，必被抛弃无疑，且因汉药制剂以手工业为主，难以实现从手工业方法向大规模机械企业方法的转换，汉方医难以经营大的医院，不能生产出适应多数患者的药品，不能作千万人预防接种的战地医学，与近代产业无缘的汉方医学，被在经济发展道路上的日本而抹杀掉，亦是有其客观原因存在的。尽管我们将古方派衰败的主要原因归结于社会制度与政策，但并不能因此而否认其他因素的作用，也并非说古方派的理论完美无缺。折衷派的出现即向古方派理论的狭隘发出警告，提出了挑战，但在未能动摇古方派主导地位之前，亦随着汉方医学的衰败而衰败。

第三节　古方派的支流与特点

古方派医家虽皆以实证亲试，排斥金元医学为己任，但于此众多的古方家中，学术观点亦非相同，研究者多据学术观点的差异，划分为不同的支流。为不引起混乱与争议，便于人们领悟，我们仍沿习中川壶山初拟的拟古、真古之名。

一、"拟古"与"真古"两大支流

中川壶山提出古方派有真古、拟古之分时，并未对此二者进行详细的区别，唯言其趣意相同，仅纯粹程度之异。这种区分显然是非常笼统不明朗的，其纯粹的程度究系多寡亦难说清，若言拟古者不仅应用仲景方，亦兼收隋唐医家制剂，吉益东洞这一真古的鼻祖连后世方亦有采纳，故单凭用方是不能将真古与拟古区分开来的。笔者以为，真古与拟古的最大相较乃在于：拟古方派唯发扬了仲景的实证精神，热衷于实用诊疗之术的发掘，若后藤艮山对熊胆、艾灸、蕃椒、温泉的运用并不注重对《伤寒论》本身的研究，不重视《伤寒论》方药的发掘，以致象艮山、东洋这样的古方大家竟无《伤寒论》注述的传世；而真古方派，实证多从《伤寒论》入手，热衷于《伤寒论》的研究，将《伤寒论》的原文实用化，广仲景处方之用，临床诊治一以《伤寒论》为本，故被认为是真古的医家多有《伤寒论》研究专著的刊行。

二、古方派的特点

古方派医家无论隶属于真古还是拟古者，皆有以下特点，尽管其有所侧重。

1. 崇尚《伤寒论》

古方派中的医家是崇尚《伤寒论》的，比起对其他医籍的信仰程度，《伤寒论》可以说是遥遥领先。古方派医家多将其视为万病之规矩，治病之准绳，被尊为方、法之祖。古方派的先驱永田德本倡导求法于越人、长沙；永富独啸庵认为：医之治病，一部《伤寒论》而足。

2. 实证亲试

古方派医家恶虚浮，尚实证，反对空洞之说教，一切以临床所见为实，非亲试所得皆不予承认，痛感因受理学影响而偏重学问思辨、轻于实际经验的金元医学的不足，故以弘扬"治术"为己任，将"实事求是"作为座右铭，把临床实践作为检验理论正确与否的唯一标准。

3. 怀疑与批判

古方派医家皆有一种怀疑与批判的特点，其怀疑与批判以金元医学为开端，继而认《内经》为伪，斥阴阳五行脏腑相配之说为妄，到后来纵然是他们尊崇的《伤寒论》亦遭到了某些医家的怀疑，因而不免受到删削与批驳。

4. 自我为本

若言初期的古方家尚以古为本，而中后期的古方家则渐趋以我为本了，将其所提出的理论认作医道之宗，以我为医学的本源。这种自我作古，以自我为中心的思想倾向，在古方派医家中皆有不同程度的反映，表现最强烈者莫过于中神琴溪。自我为本的倾向，是怀疑与批判后的必然产物。

第四节　古方派医学思想的哲学基础

众所周知，汉医古方派的兴起，与当时社会流行的哲学思潮密切相关，古方派医家的认识与作法，乃至所提出的医学理论无一不受哲学的影响。对古方派影响最昭著的是伊藤仁斋的"一元气"与荻生徂徕的经验论，加诸后来三浦梅园的自然哲学。因此探讨古方派的哲学基础是非常有意义的，它能帮助我们了解为什么古方派医家会对医学认识与研究方法出现分歧，为什么会出现拟古与真古两大支流，以及后来医学思想的变迁等。

一、唯物"一元论"的哲学基础

后藤艮山的"一气留滞说"与吉益东洞的"万病一毒论"，这种万病归一的思想显然是以伊藤仁斋"一元气"的哲学见解为基础的。仁斋认为："盖天地之间，一元气而已，或为阴或为阳，两者只管盈虚、消长、往来，感应于两间，未尝止息，此即是天道之全体，自然之气机，万化从此而出，品汇由此而生。"❹ 他不认为太极、太虚是理，主张"所谓太极云者，亦指此一元气而言耳"。断定"所谓理者，仅是气中之条理而已"❹。排斥朱子学的理先气后之说，从"一元之气"的活动来说明一切现象。仁斋万物归一的思想，从"一元气"的活动止息来阐释万事万物，被后藤氏引入医学领域，以"一气"的活动来解释人体的生理病理。东洞的"一毒"理论，从毒之有无、动静阐释疾病的发生，从哲学的角度看亦无异于后藤氏"一气"的变种，唯变"气"为"毒"而已。若将仁斋的哲学思想向上追溯，则更可发现"一元气"的先驱者是中国的管仲学派。管仲学派将精气作为万物之本源，认为万物皆产生于一种细小的物质性的气——精气。管仲学派气一元论的朴素唯物主义宇宙观，是中国古代朴素唯物主义发展史上的一个重要形态，奠定了中国古代朴素唯物主义哲学的基础，对其后的哲学思想产生了巨大影响，艮山与东洞所本之《吕氏春秋》亦不能例外。

二、经验论的哲学基础

古方派医家以"实证亲试""实事求是"为自己之座右铭，对经验显示出异乎寻常的热衷，这种认识思想的形成是受荻生徂徕经验论的影响。荻生徂徕认为"理无形，故无准"，对形面上的东西表示了怀疑，"盖先王之教，以物不以理，教以物者，必事事焉，教以理者，言语详焉，物者众理所聚也，而必从事焉者，久之乃心实知之，何假言也，言所尽者，仅仅乎理之一端耳，且身不从事焉，而能了然于立谈，岂能深知之哉……故不先之以事而能有成焉者，天下鲜矣。不審先王之道，凡百技艺皆尔" ❺ 。他不是站在思辨的立场，而是站在经验论的立场上，认为"学问只是广泛搜罗一切以广自己之见闻"。既然理无形而无准，且诸百技艺皆然，那么在医学中亦必然求诸于有形之物，医学有形之物就人体而言，则外而肢体，内而脏腑，肢体于外可见，脏腑存内难睹，欲观之者，非思辨臆测能求，必剖而视之，故山胁东洋采取了解剖之法，以观脏腑真相，这种求有形之举，从形态入手研究医学，实由徂徕"求有形"思想而发或者说直接或间接地受了徂徕的影响。山胁东洋与山县周南过从甚密，此可从东洋的书简中见及，而山县周南恰为徂徕之高足。从事入手，以物为先的另一种表现形式即是对经验的重视，这在古方派众多医家思想中皆有体现，若后藤氏父子、吉益氏父子，其表现最为强烈者莫过于中神琴溪。《生生堂杂记》云："用心于实事之医，犹如舟师，尽管不读天文之书，但因平生服膺观察山之气色，海之模样及云雾出没，故推算风雨阴晴无差，平时用心于事实的医生，虽不依古书之陈言，但通过观察病人气色，闻病人之声，按患者之腹而知病之所在。"充分体现了对经验的关注。若再挖掘一下徂徕经验论的根源，亦可发现仍是导源于中国古代的哲学思想，徂徕发挥于荀子，荀子承袭于墨翟。荀子认为感觉和认识的源泉在客观世界，人的认识、技能皆由客观实践获得，并指出获得的方法在于"缘天官"，反对"空石之人""善射好思"的内省体验方法；墨翟讲究实用，注重实行，强调经验，"下原察百姓耳目之实"作为获取知识不可缺少的条件，将其作为检验是非的标准。

三、"取实予名"的认识论基础

根据客观实际给予相应的名称，名必须反映事实，即"取实予名"的认识论。这一观点由墨翟提出，墨翟认为考察有无的方法必以众人耳目等感觉器官所反映的客观实际为依据，众人耳目等感觉器官真实地听到或看到的事物则必以为有，没有真实地听到或看到的事物则必以为无。把对客观实际的感性经验作为认识来源的依据，把感觉器官的感性经验作为通向客观实际的通道。这种认识方法经荀子发挥而提出"稽实定数"。因古方派医家"取实予名"的认识论为基础，从而导致了对中医传统理念的怀疑与批驳。在病因上，虽然承认病因的存在，但因其恍惚难辨，肉眼难睹，故对"六淫""七情"等传统的病因概念不予承认，或以"一气""一毒"，或以"气血水"代之，或竟然不言。只要看一看吉益南涯的《非方议》即可知其"取实予名"的认识观点是何等地强烈！南涯云："凡水之为病，或发汗或利小便，或吐下水，则其证乃已，以其有水也；血之为病或吐血下血，或肿脓或经闭、漏下等诸证动，以知其为血也；气之为病，有其状而无其形，气发散则其证尽退，以知其为气也。其无征于前者，必有征于后，非空理臆见，有所见之实言也。"其所以提出"气血水"的病因理论，即以为此三者为可征可见之事实，为人之耳目所能察，实由"取实予名"的认识所导出。由此亦可知南涯为何要修改父说，变一毒为三毒，非但是从一元到多元的变迁，抑且在于毒无形而血水有形，无形之毒必乘有形血水而为病。在药物上，古方派医家对药物功效的认识亦非因袭中国本草学及后世派之固说，他们否认药物的性味归经、引经报使之论，以其不可感知，而从主治症立论，因服此药而该症除是可见之事实，故言附子非温而逐水气，石膏已渴而非除热。墨翟"取实予名"与荀子"稽实定数"的认识观，成为古方家认识医理药效的标准，并延及整个医学理论体系，此则不逐一论说。

四、重刑峻法的思想基础

古方家在疾病的治疗上多否认补益法的存在，将攻邪视为愈病的唯一法则。这种认识究竟导源于何处？是否出自对古医经见解的不一？其以何种思想为基础？如果查阅一下中国先秦诸子的著作，就会发现古方派医家所倡导的攻邪论和法家所主张的"重刑峻法"思想有着诸多的雷同。若将儒家的"仁政"视为补益，法家的"重刑"则为攻邪。法家的代表人物商鞅认为：国之所以强以其民弱，要重罚轻赏，刑九赏一，民愈弱愈易于统治。法家的这种思想在德川家康时期恰恰非常盛行，认为只要让农民不死不活地活着，国家则愈趋安定。这种思想和医理中的"祛邪即扶正""邪去正自安"是非常相似的。法家强调欲求国家和平，对暴乱必行镇压，与古方派医家欲求疾病痊愈务令攻除病邪是否有着某种关联？虽然这种类比未必合理，或有待进一步确认，但在中国医学史上补益与攻邪之争长期相持不下，研究者多从医理上寻找原因，以期能尽释其原委，这些均能从中国古代思想史上找到本源。在此谨将法家集大成者韩非的论述与攻邪派张从正的医论并列于后。"夫严刑重罚者，民之所恶也，而国之所以治也；哀怜百姓，轻则罚者，民之所善，而国之所危也"[7]；"夫谷肉果菜之属，犹君之德教也；汗吐下之属，犹君之刑罚也，故曰德教兴平之粱肉，刑罚治乱之药石"[8]。

五、"自然哲学"基础

随着人们对自然经验认识的不断发展，到江户后期，人们的思想中渐渐产生了一种欲摆脱对古代的信仰，而对自然界进行独立思考与探索的倾向，三浦梅园的自然哲学观便是这一时期的代表。尽管其自然哲学仍是通过思辨而构成骨架，立论亦以中国哲学为出发点，但其已摆脱了对于古典的信仰，强调按照自然界的本来面目来考察自然。古方派医家中神琴溪以仲景为臣，远离规则的主张，即是这种哲学思潮下的产物。

以上虽对古方派医家的医学理论进行了哲学思想上的探讨，但难免有失，且只是探讨了明治维新以前的医家，对明治维新以后的医家未予论及，因明治维新以后的哲学思想主要来自于西方，医学理论受西方哲学影响是很轻微的，或者说是微不足道的。尽管说是探讨维新以前的医家，但疏漏仍是难免，这主要是因为古方派的阵容庞大，哲学思想实难一一而足，若东洞的"生死观"显然是受孔子"天命论"的影响，对这样的问题则不复赘言。需要指出的是，上所列五种哲学观点非某一古方家所必具，引以为说理依据亦各有侧重，若艮山受仁斋影响颇剧，而东洋、东洞本徂徕者为多。

注释

❶ 山胁东洋《东洋洛语》

❷ 香川修庵《一本堂行余医言·自序》

❸ 山胁东洋《藏志·附录·气厥说》

❹ 伊藤仁斋《语孟字义·卷上》

❺ 伊藤仁斋《童子问·卷中》

❻ 荻生徂徕《辨道》

❼ 韩非《韩非子·奸劫弑臣》

❽ 张子和《儒门事亲·卷二》

参考文献

[1] 梁容若.中日文化交流史论.北京：商务印书馆，1985

[2] 钱超尘.清代朴学与丹波氏父子.北京中医学院学报，1981

[3] 木官泰彦.日中文化交流史.北京：商务印书馆，1981

[4] 永田广志.日本哲学思想史.北京：商务印书馆，1978

第二章

古方派医学观的变迁

随着自然科学研究的进步，人们探索自然方法的增强，对自然界知识经验的积累，以及欧洲文化的影响，使日本国民的认识与思想产出了巨大的变化，特别是由对中国传统文化的尊信而转向怀疑，由对欧洲文化的鄙视而变为崇拜，保守与进步的论争，兰学与汉学的对抗使日本的文化思想界陷入了空前的混乱与动荡，人们渴望寻求更逼近趋向真理的通道，希求对客观实际做出更圆满的解释，欲使理论更接近于事实。这种思想反映在医界中，从而使古方派的医学观出现了变迁，古方派创始人所提的理论与学说被其门人或私淑者不断完善、补充乃至修订。欲描述这一变迁的方法很多，如分为拟古与真古的变迁，但这种论述方法重复颇多，所以我们仍采取为众人易晓的方法，即从"求实"观入手，以分析病因学的变迁为核心，继而分述其在证候、诊法、治法、方药认识上的演变，这可给中国学者以亲近易知的感觉。

第一节　求"实"观的变迁

古方派医家皆欲摆脱思辨与推理，着眼于对"实"的追求，后藤艮山的"一气留滞"说即为摆脱思辨与臆测的金元医学而提出，尽管其本身仍未摆脱思辨。但在艮山的影响下，出现了"穷理求实"与"格物求实"的两种方法，"格物求实"的发凡者首推山胁东洋，其在艮山"剖而视之"的劝导下，开"格物求实"之端，行先獭后人解剖之法，使人一睹脏腑真相，"格物求实"观直接影响了其子东门，并为后来汉兰折衷派的形成奠定了基础，促使部分古方家转向汉兰折衷。"穷理求实"者以吉益东洞为代表，其虽然仍站在思辨的立场，因循中国医学传统的思维方式，但其已刻意于致病"物"的寻求，舍弃了复杂繁琐的推理过程，以一"毒"字来概括纷乱之病因，将取象比类而成的"六淫"观抛弃。我们将这种求实方法称作"穷理求实"。南涯的求实法，既有"穷理求实"的成份，又有"格物求实"的内涵，是对以上两种求实方法的综合。古方派医家之所以出现这两种求"实"观并非偶然，因古方派的创始人后藤艮山对此两种求实方法皆进行过尝试，其"一气留滞"说即"穷理求实"的产物，而剖獭视脏则属"格物求实"无疑。同时由于当时的医家已不再满足于理论的阐释，而欲一睹其"实"，这也可帮助人们了解南涯为何要提出"气血水"理论，其原因则在"一毒"难见，而"血水"可睹，这势必增强可信度，使人们相信我之所言乃实际存在。由于古方派医家求"实"观的变迁，对医学理论的变迁产生了巨大影响。

第二节　病因观的变迁

从古方派先驱永田德本的万病以风为先，名古屋玄医的"总言则只一寒气"，到古方派开山后藤氏的"一气留滞"，至真古鼻祖吉益东洞的"万病一毒"，再到南涯的"气血水"说，基本上反映出江户时期古方派医家及先驱们在病因观上的演变。德本以风为先的病因观无疑是受《内经》"风为百病之长""风为百病之始"的启示。玄医以寒为主的病因论，难说不是受《伤寒例》"寒毒"的影响。因其竟如此相似和雷同，但其仍未完全摆脱传统的病因学认识，而艮山与东洞则显然抛弃了传统的病因观念，把疾病的成因归结到"滞"与"毒"。艮山与东洞的病因说虽然在"万病归一"的思想上有着一致性，但二者并非完全相同，"一毒"说实是"一气"说的发展，因七情忧虑虽可使气郁滞，但逢喜则消，或不消者，是因有毒聚而不去，从这一点来看，东洞的"一毒"说显然将艮山的"一气"说向前推进了一步，且给人以更为实际的感觉。然而这毕竟仍是一种感觉，而不是一种肉眼可见的实体，为解决这一问题，南涯在"一毒"的基础之上提出了"气血水"说，认为"毒无形，必乘有形，其证乃见，乘气则气变焉，乘血则血变焉，乘水则水变焉，夫血者，水谷之所化血也，是以有三物焉，三物之精，循环则为养，停滞则为疾，失其常度，则或急、或逆、或虚、或实，诸患萌起，各异其状，证缘物而生，物随证而分，证者末也，物者本也，虽有见证，不分其物，何益之有，譬如望云霓而不知晴雨也。"❶由此我们可以发现古方派在对病因认识的演变上，是沿着一条寻找客观存在的道路一步步向前迈进的，且从前虽承认病因存在，而因其迷离难捉，倡虽曰无因亦可的倾向，渐渐转向不以见证为满足而向必求其因的方向发展。然因东洞的"万病一毒"影响太大，以致在南涯"气血水"说问世后竟遭到了东洞门人、崇拜者的指责，南涯的病因说亦只是这一时期的主流，东洞的"一毒"很快被医家演化为二毒、三毒诸说，若惠美三伯立"胎毒""食毒"之论，高杨朴倡"胎毒""邪毒""发毒"三目之说，松尾良弼发胎受毒、饮食浊气及地湿恶气三毒之言。医家皆围绕着"毒"字做文章，但其"胎毒"的提出，实裨东洞之未备。明治维新后的医家虽亦言"毒"，若汤本求真，但其所言之"毒"已是现代医学所言之"病毒"或"毒素"，尽管其亦冠以"食血水"之名，但这只不过是产生毒素或有利毒素增生的物质基础，其"毒"字的内涵已与江户时期古方家所言不尽相同。古方派的病因说，皆有一显著特点，即在寻求一种能包罗万象的普适的统一框架，欲以其所造就的框架统括一切疾病的发生与治疗，也正是有鉴于此，笔者对其病因说的变迁力求作一详细探讨，因其病因说的变迁直接影响证候观、治疗观、药物观的变迁。

第三节　诊法观的变迁

自后藤艮山在临床上倡导腹诊后，迅速得到古方派医家的响应，并在临床上推广使用。古方家初期对腹诊的认识，只是将腹诊作为诊法之一，并无以腹诊取代他诊之意。而自吉益流以腹为有生之本，百病皆根底于此，提出"先证而不先脉，先腹而不先证"的主张后，许多医家视脉诊为臆，或置而不用，腹诊高于其他诊法的观念在古方派医家的认识上渐次形成。这种对腹诊重要性的过分强调，引起了古方派医家中智者的怀疑，从而指出不应忽视脉诊，东洞门人中西深斋即为其代表。深斋认为重腹轻脉之举是泥一遗一，不合仲景法度。疾病能见于外者唯证唯脉，脉亦为疾病于外的征象，与腹诊在很大程度上是相同的，他倡言"若必以脉诊为臆度，则腹候亦无非臆度也，脉不必远，腹不必近，均之在于外候，则脉

后藤艮山著《艮山腹诊图说》（图片来源——京都大学图书馆）

犹证，证犹脉也，腹何出乎证之外也"[2]，强调了脉诊的重要性。脉诊的重要亦为明治后的古方家所认识，汤本求真即认为轻视脉诊是吉益流的陋习，脉诊是仅次于腹诊的一种诊断方法。江户后期的古方家除不轻视脉诊外，对其他诊法亦渐渐强调，若中神琴溪所倡诊法宜以望闻为主等，亦代表了这一时期古方家诊法观的转变。总之，古方派诊法观的变迁可以归纳为由初期的诸诊并用的综合观，渐趋独重于腹，后又向主张全面诊断的方向演变。

第四节　证候观的变迁

古方派的先驱永田德本与名古屋玄医虽然倡导返本于《伤寒杂病论》，求术于长沙，但在证候观上仍是重郁重虚的，此从德本的因郁滞而为病，玄医的"不治其虚，何问其余"即可看出。至后藤艮山亦是虚、郁并重，因其"一气留滞"可以虚、郁二字蔽之。吉益东洞站在"疾医"的立场上，谓疾病无虚可言，其所谓虚者亦为精气被毒邪所抑遏而不得充畅，攻其毒邪，精气自能流通。南涯修订父说后虽承认虚证的存在，但认为是精气的不足，且仍坚持虚因毒致的观点，否认虚证是元气的衰弱。在此需要指出的是：因古方派医家多否认传统中医学中的脏腑、阴阳、经络，故对证候的认识及命名和中医学亦多不同，若后藤氏的深证、浅证，东洞所论"方证"，南涯的急证、逆证、剧证、易证，和中医学所论显著不同，这里则不予详论，具体含义详见他篇。总之在证候观的虚实上，古方家的认识从虚至实到承认虚证的存在，证候的寒热上，从寒热至以热为主，复回归到寒热并重。

第五节　治法观的变迁

古方派的先驱永田德本、名古屋玄医虽喜用峻剂，但在治法的运用上仍以补法为突出；艮山以熊胆唤脱气，以艾灸散阴寒，尚承认补法的存在；至于东洋则认为"补泻之说，古之书无有也"❸；到了东洞则更强调疾医之道唯攻而已，在其所著《古书医言》中反复论述疾病无补益之法，唯有可攻之术，主张"攻病以毒药，养生以谷肉"❹。但前期的古方家所用攻法多为下法，至永富独啸庵、山胁东门从奥村良筑处学成吐法，古方派医家以吐法治病风靡一时，如独啸庵、东门及后来的中神琴溪，皆屡施此术，收效甚捷。东洞之子南涯亦认为在治疗中风时可采用桔梗白散，此与其先人东洞治卒中以紫丸攻下出现了不同，但其仍是否认补益之说的，然而对攻法的运用毕竟从先前的峻烈变得和缓。治法观的最大转变是中神琴溪"攻补不异"论的提出，对攻补的认识令人耳目一新。

第六节　方药观的变迁

自名古屋玄医用药不问寒热，一本仲景而后，古方派对方药的认识上大异前人，认为药物不能补益元气，无引经报使之用。特别是东洞从"万病一毒"理论下导出的万药皆毒，药物补益功能则不复存在，认识药物皆从主治症入手，对在体内如何作用不再论及，主张药物无需炮制以减其毒性。东洞的"万药皆毒"，不论毒之种类，而南涯则将药物的种类分为三种，认为药物不同，作用部位不一，对药效的认识无疑是一发展；在方药种类的应用上，艮山重视顺气剂的使用，东洞重峻下方的实施，南涯则重活血方的推广；在方剂的使用方法上，东洞倡"方证相对"，不问何毒；南涯则力求水血之辨，不以见证为足；在应用方剂的来源上，艮山采自民间或自得者为多，吉益氏父子则以仲景方为上，且所用方剂数量亦渐渐扩大。总之，古方派医家对方与药的认识走过了这样的一个历程：即从单一至众多，从简陋到精审，由原来的一切以实用为先，到后来的一以《伤寒杂病论》为本。

注释

❶ 吉益南涯《医范》

❷ 中西深斋《伤寒名数解·方从表里》

❸ 山胁东洋《藏志·附录·补泻说》

❹ 吉益东洞《古书医言·卷三》

第三章

古方派与其他学派的论争

　　思想须沿着可为社会接受的方向发展。若一种不能被当时社会所接受的学说出现，一种有背人们当时思想倾向的理论提出，势必遭到人们的"指控"，并为恢复原有的秩序而群起攻之。古方派要从根本上否定当时后世派医家坚信了两个世纪之久的金元医学，要动摇或摧毁这已在人们心灵沃土中根深蒂固的信念，势将引起其他医家的口诛笔伐。于是，一场日本医界前所未有的大论争开始了。

第一节　论争时期的日本文化思想界

　　叙述这场论争前，不得不先将这一时期日本文化思想界的状况介绍给大家。因古方派与其他学派的论争，和这一时期日本文化思想界的论争是非常相似的，甚至可以说古方派与其他学派的论争是文化思想界论争的一个缩影，它导源于文化思想界的论争并深受其影响。

　　随着儒学走向繁荣，不仅使正统的朱子学派日趋兴隆，也导致了阳明学派与古学派的兴起，在最初信奉朱子的学者中出现了一些著名的阳明学家、古学家。属前者有中江藤树、熊泽蕃山，后者有山鹿素行、伊藤仁斋，贝元益轩这位朱子学的信奉者，于其晚年亦表现出类似古学的倾向。古学派的形成，起源于朱子、阳明学的对立，折衷派的兴起却为批驳古学派而发生。但折衷派不唯批评古学派，对任何学派都采取批评态度，这是此折衷派的特点。思想界的思潮与论争是如何渗透到医界的？请看下列之比较。

古学派的倡导者——伊藤仁斋认为：《论语》是至高无上的圣经，其次则推崇阐明孔子之教的《孟子》，主张必通晓此二书，而后可以读六经，摈弃六经内容和《论语》《孟子》相抵触者，特别排斥为朱子学家、阳明学家所信奉的经典《大学》。古学派的这一思想影响到古方派就出现了艮山的"不惑宋明医家，阴阳旺相，腑脏分配区区之辨"。从根本上否定了后世派医家所信奉的李朱医学，其高足香川修庵，这位复为仁斋门人的古方家，将其师的观点更向前推进一步，在否认李朱医学的同时，更认《内经》《难经》为邪说，倡儒医一本而推崇《伤寒论》。至于荻生徂徕则认为：秦汉以上之书，虽属诸子百家，但亦存古义，自命其学直承孔子。这与吉益东洞晚年著《古书医言》，采秦汉前诸子之书，自认其学直承扁鹊是何其相似。

儒学中的古学派排斥朱子学与阳明学，对朱子、阳明学展开强有力的攻击，自然要引起朱子学统人的反驳。如《识札录》仍顽固地强调："朱子之学衡天地宇宙，有如尺度定规之自不可易，已成天下之法。"认为朱子学不是一派之学，而是宇宙真理。室鸠巢则主张"天地之道，即尧舜之道；尧舜之道，即孔孟之道，孔孟之道即程朱之道"❶。他笃信程朱超过任何朱子学家，以至要"取丛杂无用之书而焚之"❷。在理气论上仍固守"理"先"气"后之说，尤其批判唯气论。和朱子派反击古学派相类，后世派的医家仍坚信李、朱医学，对艮山的"一气留滞"，东洞的"万病一毒"给予强烈反驳。

折衷派一方面承认宋学"一洗汉唐诸儒鄙陋之见"的功绩，另一方面又把宋学同阳明学一起斥为"阳儒阴佛"，对古学派一方面对它开辟了经书训诂研究的新途径予以评价，另一方面又指出它没有充分阐明圣人之道，特别是对徂徕学派所引起的学派抗争表示反感。这在江户折衷派的创始人片山兼山所著《山子垂统》、井上金峨的《经义折衷》里皆有体现，这就不能不让我们联想到受学于井上金峨的山本北山和丹波元简，以及从学于北山的山田正珍，其对古方派与后世派的态度和汉学研究中折衷派的观点为何如此相同。

第二节　论争的焦点

古方派与其他学派医家的论争，可以上溯至江户中期古方派的创始阶段，自后藤艮山以熊胆、艾灸治病，创"一气留滞"之说，即被秦重、柳川等医家追问，以书简且以"请教"的形式询问于艮山，但实际上已具反诘或质疑的味道，此从《艮山后藤先生往复书简》中极易察明。香川修庵倡"儒医一本论"，著《一本堂药选》，户田旭山则以《非药选》与之论辩，同门中的山胁东洋亦指责修庵"自我作古"。但这皆属一些小的争端，至吉益东洞"万病一毒论"的提出，才真正拉开了这场论争的帷幕。山胁东门的《东门随笔》即言东洞妄驱峻药，误人尤多，宣扬如此之医学，实为倒行逆施；望月鹿门指责其治术唯有攻击之法；后藤慕庵责骂东洞的"瞑眩"说；中神琴溪认为东洞的"方证相对"说是"凡见哭者，必抚其背以慰之"。这是一场日本医界空前的论争，不仅有其他学派的参与，即便是古方派内部亦产生了较大分歧，且从门户之争渐至意气用事。本文很难将这场论争的全部情景再现于人们的面前，因要描述这段历史完全可以创作出一部《古方派论争史》，但这显然超出了本文的范围，只能在此论争中节取一段最高潮、最精彩，且涉猎内容最广泛的片段，这就是《医断》与《斥医断》之争。

为使学者明辨这场论争的始末，还是先看一下《医断》《斥医断》的序言，而后再选择论争最著、最关键者罗列分析，这不免有摘引过多之虞，但实有益学者的分析和研究。

《医断·自序》云："余自成童学医，钻研其道者十年所于兹矣，每病其诸说冰炭，施治隔靴搔痒……盖先生（指东洞）之术，一据仲景，试以奏效，其教明辨详实，行事为先，诸空言虚论者，斥之不言，余侍帐前，得闻其说，则如冰解而炭灰，如撤靴以搔痒，前之病者惑者，一扫都尽，遂记其说，辑以为一小册子。"从其自序可见，《医断》所记录的内容，乃东洞平日所论，鹤元逸特为撰次整理。《医断》就司命、死生、元气、脉候、腹候、脏腑、经络、引经报使、针灸、荣卫、阴阳、五行、运气、理、医意、痼疾、素难、本草、修治、相畏相反、毒药、药能、药产、人参、古方、名方、仲景书、伤寒六经、病因、治法、禁宜、量数、产蓐、初诞、痘疹、攻补、虚实等三十七个问题进行论述阐发。这三十七个问题涉猎了中医理论的各个角落，其独特而略带偏颇的议论，引起了畑黄山诸家的强烈反对。

《斥医断·绪言》云："余读鹤氏所编吉益子《医断》，废书而叹，可为太息者三，可为流涕者二，其他背理而伤道者，难遍举矣。夫医虽小道，其精理妙用，非圣人不能肇修也。是以古今医流，虽有卓识俊才，迥出于人者，然其论辨取舍，一皆折衷于经，而终不能更其辙也，人命所系，至重綦大，岂可不慎哉！而彼书也，断然摈医经、弃阴阳，变古今不移之道，而异其端矣。呜呼！此言之行也，后将不胜其弊矣，可为叹息者

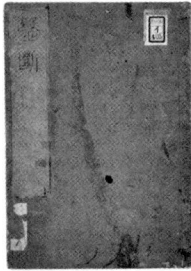

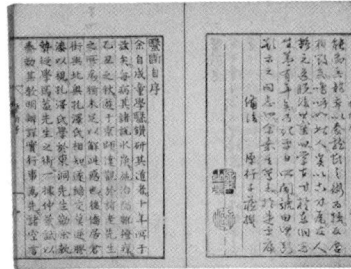

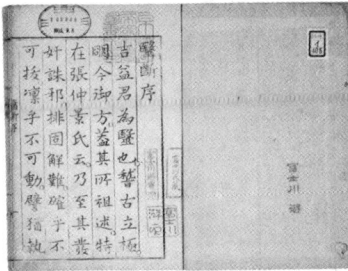

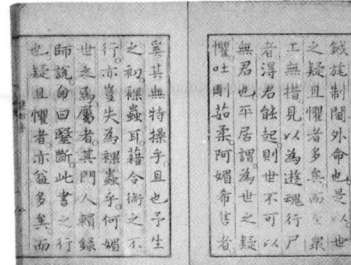

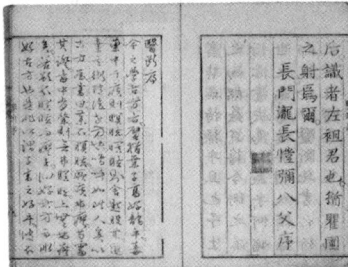

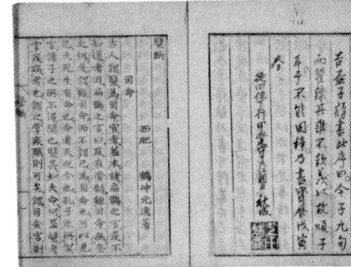

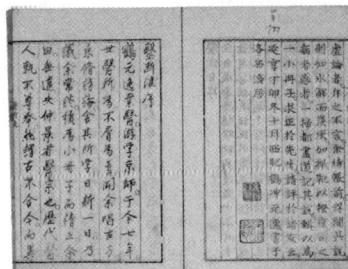

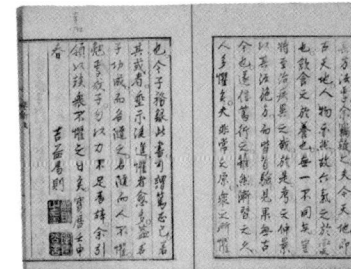

鹤元逸著《医断》1卷（图片来源——京都大学附属图书馆所藏）部分

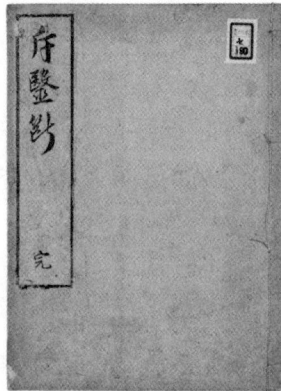

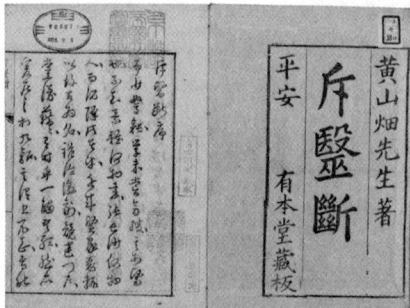

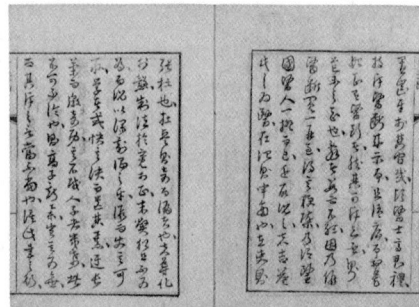

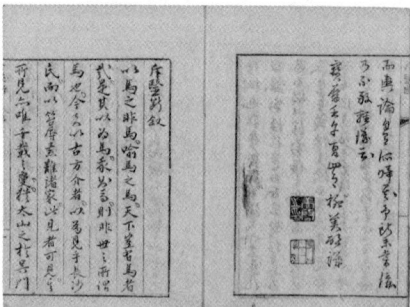

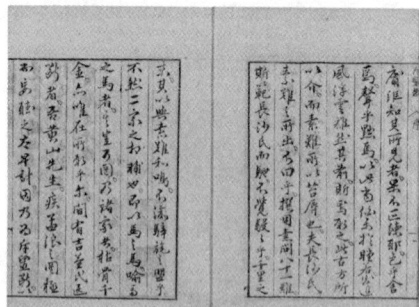

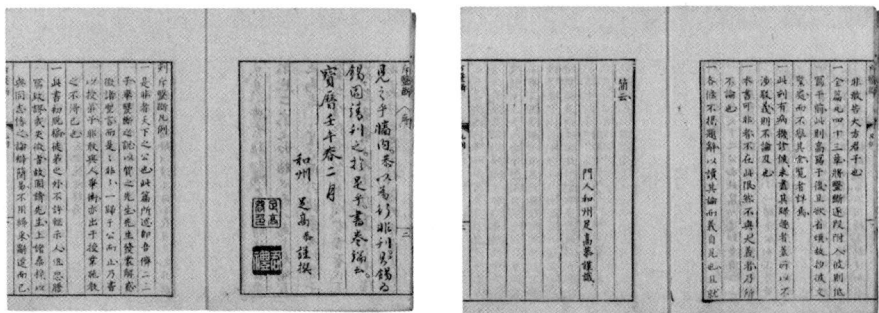

畑黄山著《斥医断》(图片来源——京都大学附属图书馆所藏)部分

一也;虽以仲景明敏,犹质信于《素问》《阴阳大论》,彼书虽称取方于仲景,然取舍任意,加以妄说,谓人参无补而治心下痞硬,附子非温而逐水气,然则仲景何不舍人参用枳实,代附子以甘遂乎?可谓无稽之言矣,可谓叹息者二也;夫政有王霸之别,吏有循酷之异,医道亦然,彼书论术甚率易,分证尤忽略,不求标本,不究病因,有攻而无补矣,譬犹李斯、商鞅之术,郅都、杜周之治,如此而不败者几希也,可叹息者三也;虽死生有命,医事所关亦大矣,原治术之得法以回生,与失宜以速死,则可知之矣。吉益子谓死生者,医所不与也,此言之弊,终令庸愚者视人死如风花,吁!民病将畴依,可为流涕者四也;其最胜悲者,初诞婴儿,不辨禀赋渥薄,一切攻古之施,古今经法,置而不论,臆断所是,无少顾疑,至痘疹之治,惨刻益酷,可不谓忍乎?可为流涕者五也。此五者,诚足以为天下后世之患,夫俗乐悦耳,诡辩惊听,彼人之论,亦取快一时,而其实有不测之祸,不可不辩也,作《斥医断》。"由此绪言不难看出畑黄山对《内经》的推崇、对《医断》的深恶痛绝。其模仿贾谊《治安策》中"可为痛哭者一,可为流涕者二,可为长叹息者六"的口吻以示事态之严重,其作《斥医断》的动机、目的跃然纸上。此亦利于理解畑黄山为什么会将《医断》的言"纰缪"处摘出43条而一一予以批驳了。

第三节　论争中主要内容评价

一、阴阳之争

《医断》云："阴阳得天地之气也，无取于医矣。如表里为阴阳，上下为阴阳犹可矣，如朱丹溪阳有余，张介宾阴有余之说，穿凿甚矣。后人执两家之中，以为得其所，所谓子莫之中耳，其他如六经阴阳，不可强为之说，非无益于治，反以惑人，学者思诸。"

《斥医断》驳云："阴阳之于医事，古人规则，莫外于此，岂可悖焉哉。扁鹊谓以阳入阴，所以治虢太子也。仲景曰：阳不足、阴不足、阳结、阴结、阴阳会通、阳去入阴，所以治本阴阳也。若或置阴阳而不论，偶一得功，亦是诡遇已，何足尚也，夫朱丹溪、张介宾之论，所见各偏矣，所以名不正而言不顺矣。"

阴阳乃中国古代的哲学概念，医学家将其引入医学领域之中，用以说明人体的生理功能与病理变化，用以划分人体的组织结构，指导疾病的诊断、治疗，它本身并无特定所指，而古方派医家站在疾医的立场上认为："夫阴阳者，造化之事，而非人事……然汉以降，阴阳之说播，而吾道湮矣……以阴阳论疾病，以不知为知之弊矣。"❸因任何事物都可以分为阴阳两个方面，故阴阳所代表的并非事物的实质，那么以阴阳划分脏腑、分析生理或病理时亦不能阐明其实质，此即东洞所言的"以不知为知"，因以不知为知，故亦无益于治疗。畑黄山根据扁鹊、仲景所论以反驳之，以为阴阳之说不可废而不论。这两种截然不同的观点可谓判若霄壤、水火难容，但我们若从两者所站不同立场去分析就会觉得均有道理，吉益氏以《周礼》所言疾医去衡量阴阳学，自然会认为以阴阳说释医者为阴阳医；正如东洞所言，中医理论在形成过程中恰恰引入了阴阳家的学说，并以其为基础构筑了中医学基本框架，《内经》一书即贯穿着阴阳家的思想，"如果没有阴阳家哲学，便没有《内经》的医学理论体系，中医理论也将是以另一种面貌出现"。然《内经》所建立的医学理论体系已有效地指导临床两千年，若以其他哲学思想来构筑中医理论体系又将如何呢？

二、脏腑之争

《医断》云："《周礼》曰'参以九藏之动'，而不分腑也，仲景未尝论矣，无益于治病也，《伤寒论》中适有之，然非仲景之口气，疑后人搀入也，夫汉以降，以五行配之，以相克推病，且曰肾有二，曰脏五腑六，曰脏六腑五，曰有命门、有心包、有三焦，其说弗啻坚白，要皆非治疾之用矣。"

《斥医断》驳云："甚矣哉！吉益氏之解医也，以《周礼》不分脏腑，非医书之言，《周礼》之书非为治疾而设，其言何一一尽医理乎，彼既不能以《周礼》治疾，而以医书治病，则医之言不可以不取则焉……且仲景曰：清邪中于上焦，浊邪中于下焦，又曰属脏者攻之，不令发汗；属腑者不令溲数，溲数则大便硬，是等语皆紧要，其他《内经》所论，《难经》所辩，及《千金》《外台》，类于法、品于治，岂无益于治乎，而言仲景未尝论，卤莽殊甚。"

吉益氏以《周礼》未载脏腑之分而断言后应所无，武断颇甚，同时亦犯以《周礼》为最高检验标准之失，且《周礼》确非治病之书，尽管其记载了当时的医事制度，规定了食医、疾医的职责，这一点诚如畑黄山所驳。我们虽然承认中医的多学科性，有很多医理亦载于非医的著作，但亦应承认中医的专科性，医理亦有他书所不备者，造成这种错误主要是受考据学的影响与以古典为信仰世界观的形成，认为唯古籍所言方为确凿之真理。但这并非是吉益氏欲否定脏腑理论的真正目的，其欲否定的是五行强配五脏及命门、三焦诸说。不得不承认以五行学说解释生理、病理、治疗有一定的局限性、机械性，也不得不承认明代所兴起的命门学说是理学影响下的产物，其与三焦的实质至今难以阐明，更何况其实体的寻找，这难免使以眼见为实的古方家产生怀疑，并欲否定之。《斥医断》则从《内经》理论出发，力辨明脏腑之理的重要性，并引隋唐以前医籍为据以证之。然对仲景之语解释似为不妥，将"上焦""下焦""脏腑"与《内经》所言"脏腑"等同，而仲景此处所论"上焦""下焦"似言部位，并无具体所指。在此需指出者，对脏腑多少的记载，《内经》本身既有出入，值得探讨其差异形成的原因。

三、经络之争

《医断》曰："十二经、十五络者，言人身气脉通行之道路，医家之所重也，然无用乎治矣，是以不取也，如针灸法，无一不可灸之穴，无一不可刺之经，所谓所生是动，井荥俞经合等，亦妄说耳，不可从也。"

《斥医断》驳曰："扁鹊曰'中经维络，别下于三焦膀胱'，又曰'绝阳之络，破阴之纽，'此以经络视病也。夫经络于人身也辟诸杆之有罥，今以经络为妄不取，犹对无罥杆，假令弈秋为之，终不能善之也。"

经络学说是中医理论体系的重要组成部分，《灵枢·经脉》篇言其有"决生死，处百病，调虚实"的作用与功能。然经络之有无，却成千古疑案。欲否定者，以其终不得剖而视之；认其有者，以其确有某些现象可证经络的存在。时至今日，虽有大量阐释经络实质假说的提出，但距真正揭开经络的实质尚有一步之遥。这就涉及对事物存在的认识方法及对未知事物所持态度的问题，是否必见实体者方为存在，而外在现象不足以证明？对目前难以探明的事物是予以否定？抑或待将来进一步证实？但经络学说有益于临床治疗是毋庸置疑的。

四、病因之争

《医断》曰："后世以病因为治本也，曰不知之，焉得治，予尝学其道，恍惚不可分，虽圣人难知之已，然非谓无之也，言知之，皆想象也，以想象为治木，吾斯之未能信矣，故先生以见证为治本，不拘因也，即仲景之法也……故仲景随毒所在而处方。由是观之，虽曰无因亦可，是以吾党不言因，恐眩因失治矣，后世论因，其言多端，不胜烦杂，徒以惑人，不可从焉。"

《斥医断》驳曰："医病求因，治术要领，古之法也，《素问》曰'治之极于一'，一者因得之，又曰'治病必求其本'，今以伤寒之一事证之，仲景曰'本太阳病，医反下之，因而腹满实痛者，属太阴也，桂枝加芍药汤主之。此太阴之见症，而用太阳本病药，非治因而何也……不言因者，《伤寒论》中虽一二有之，亦精求其意，则不可谓无因也，若夫不求因而治病，必败之道也。"

《内经》所构筑的理论体系对病因病机的认识方法具有三大特点，其一是由果析因，即由疾病的临床表现来推测疾病产生的原始起因；其二是类比方法的运用，即中医学在认识疾病的过程中，经常将自然界的变化以及人的实践活动和病理现象进行类比，藉以获取对病因病机规律的认识；其三是以象测脏、以表推里的特点，此则据"有诸内必形诸外"的整体反映原理，通过观察、分析疾病在外的综合表现，推测体内病因病机的变化。此三大特点，体现了中医认识病因病机的特殊性，然在此三种特殊方法中，均存在着"推理"的成分，其所言病因是由类比推理而得，并不能认为是"真因"。且这种类比推理的正确与否，肉眼亦难以观察验证。故《医断》言其为"想象而已""取之臆"，既然是想象、臆说就不足为法，可置而不论。畑黄山则从传统中医理论角度对鹤氏观点进行反驳，并举《素问·阴阳应象大论》及《伤寒论》太阴篇桂枝加芍药汤为例，以作论辩之证据，姑不论其他，此两例便大有商榷之处。《素问·阴阳应象大论》所谓"治病必求其本"的"本"字，于此处指阴阳，而非谓病因；桂枝加芍药汤亦不足以说明"非治因而何也"，因桂枝汤及其类方是仲景运用最为广泛的处方，若桂枝加桂汤、桂枝去芍药汤、桂枝去芍药加蜀漆龙骨牡蛎救逆汤等，难道皆与桂枝汤所治之因相同？况桂枝汤本身亦可用于诸多杂证，其因亦未必相一。笔者以为：中医学在对病因病机的认识上，虽能从宏观入手、鸟瞰全局，并和现代控制论在原则上存在着某些一致性，但毕竟是粗糙的、不完善的，我们不否认这种方法对解释疾病的发生变化有着大量的、天才的猜测，但却也包涵着不少的主观臆断。大量类比推理的运用，无疑会使疾病内在的本质变化失实。古方家的批驳、怀疑是有道理的，我们在承认中医对病因病机认识科学性的同时，亦应看到这种认识方法的欠缺，并为弥补这种欠缺而努力。

五、脉诊之争

《医断》云："人心之不同，如其面也，脉亦然。古人以体肥瘦、性缓急等为之规则，然是说大抵耳，岂得人人而同乎，医谓人身多有脉，犹地之有经水也，知平生之脉，病脉可知也，而知其平生之脉者十之一二耳，是以先生之教，先证而不先脉，先腹而不先证也……"

《斥医断》驳云："古人以四诊病，自望始焉，盖诊外及内也……谁入不由户，其以人心之不同，比脉之有异，可谓非类矣。若夫尧桀之心，霄壤不啻也，然其不为桀短，不为尧长，则脉亦天渊乎，故曰以心比脉，可谓非类矣。"

脉诊是中医学诊法中的一重要组成部分，《伤寒论》亦十分重视脉诊的运用。鹤元逸以人心类面，进而比脉，实犯逻辑推理中的一大错误。因"心"是属精神思维活动，而面与脉属物质范畴，非同类的事物不可运用归纳或演绎的推理法，纵然是类比推理，像这样简单的类比，其或然性亦很大。此正如畑黄山所驳，"可谓非类矣"。推理上的错误如此，同时又犯了强调人体个性而否定共性，即夸大特殊性而不言普遍性的错误。但脉诊之掌握运用，确较腹诊为难，非老于此道者，不免在心易了，指下难明。

六、攻补之争

《医断》云："医之于术也，攻而已，无有补矣。药者一乎攻焉者也，攻击疾病已。《内经》曰'攻病以毒药'，此古之法也，故曰攻而已。精气者，人所以生也，可养以持焉，养持之者，谷肉果菜耳，《内经》曰'养精以谷肉果菜'，不曰之补而曰养，古之言也。盖虽谷肉果菜，犹且难补之，而况药乎？岂人力之所能也哉！故曰无有补矣。后世并论攻补，岐药二之，专为补气之说，曰病轻则攻之，重则补元气，若强攻之，元气竭死。夫药者一乎攻焉，岂得能补之哉，元气果可补，则人焉死，妄诞特甚矣。"

《斥医断》驳曰："彼吉子者，欲以攻之一言，尽医之术，妄亦甚矣。夫事物之理，势二，曰利、曰害，而利者生害，害亦生利。凡人身所患，唯邪盛正虚耳，攻之祛邪，将大利于人身者也，然图之不审，害旋随之，唯攻可攻于可攻之时则利，攻不可攻于不可攻之时则害，用舍有宜，张弛异势，而彼不辨虚盛，曰攻而已，吁！玉石俱焚，良奸同陷，此存亡之枢机，不可不察也。故善医者，先料内以攻外，不逐末而损本，然后安平可保，大邪可除，今不辨虚盛，唯一于攻，攻罢即败，不保其胜，恐非疾医之良算也。"

攻补之争在于争辩治疗中有无"补法"的存在，鹤元逸以为无，畑黄山认其有，并就其有无各寻依据。看起来畑黄山的观点更有道理，亦与传统中医理论相吻合，但畑黄山并未真正理解吉益氏有攻无补的内涵，仅从传统观点以批驳之，给人以不切其弊之感。因吉益氏欲从根本上否定《内经》的理论体系，构筑出一种摆脱思辨，独立于哲学之外的新的医学理论框架。这一理论框架是"一元的"，且以"一毒"为中心，毒在体内则病，因所处部位不同而有不同的表现，故治疗时唯攻其毒，以毒去则病愈也，然攻毒者必藉毒以攻之，故于"万病一毒"的理论下，导出"诸药皆毒"。因以"一毒"为中心的理论框架不涉及人体正气，所以也就无从谈起补益的问题。《内经》所建立的理论体系是"二元"的，其以阴阳为纲，认为凡事凡物皆有对立的双方，两者互相联系、影响，具有朴素的辩证法内涵，从而形成了表里、寒热、虚实、正邪、攻补等对立的概念，并认为此对立的双方相辅相成，失去一方，另一方将不复存在。我们很难评价这两种理论体系的优劣胜负，若仅从辩证法的角度来看，东洞"一毒"的理论框架似显有着某种欠缺，因其仅着眼于"病"而忽略了"人"。在此，笔者仍觉得有必要做一补充，东洞"一毒"理论的提出是从《周礼》《吕览》等古籍中受到的启迪，据《周礼》所述疾医职责来看，似不应有过多的补益说，而补益说的倡导者应为食医，或后世的神仙家。这不能不让我们联想到中医理论形成发展过程中所进行的综合，各科间的相互渗透，使原本不属疾医的理论亦掺入疾医理论中。

七、药能之争

《医断》云："诸家本草所说药能，率多谬妄，故先生一皆考信于仲景氏云，参观其方，功用可推也，今举本草所载不合仲景者一二，如人参治心下痞硬，而彼以为补气，石膏已渴，而彼以为解热，附子逐水气，而彼以为温寒，其相龃龉者，大抵为尔，先生别撰《药征》以详之，故不赘于此。"

《斥医断》驳云："甚矣哉！吉益子之好奇也，君子一言以为知，一言以为不知，何其言之疏且妄也，仲景未尝言人参非补治痞硬，附子非温逐水气，可谓诬也，今举其一二以证之。《伤寒论》太阴篇曰'自利不渴者，属太阴，以其脏有寒故也，当温之，宜服四逆辈'。又'少阴病脉沉者，急温之，宜四逆汤'。又'发汗病不解，反恶寒者，虚故也，芍药甘草附子汤主之'。如是则附子非温而何也？其甘草附子汤、桂枝加附子汤、真武汤方中，有附子而利水气者，乃温中运走之余力耳，非本分之能也。如代赭石汤、泻心汤之属，治心下痞硬，亦犹是已，非人参之能，而黄连、代赭重坠苦寒之力也……石膏治渴，以解热也，热之不解，恶能已渴……卤莽灭裂，不顾纰漏，遂而排击世医，建立门户，自是而非人，如此者，岂能合仲景之规矩耶！"

对药物功效、主治的认识，随着时代的不同而产生一定的偏差。造成这种差异的原因，一是缘于对药物认识的加深及新功能的发现；二是缘于医家的立足点不同，观察侧重点有异；其三为医家借助的藉以阐明药物理论的范式不一；其四为师承学术思想之异，此皆可视为对药物功效出现认识分歧的起因。引起《医断》与《斥医断》争端的，正是因认识方法不同与出发点相异，可以说古方派医家对药物独特的认识方法是导致这一论争的根本原因。本文曾反复强调：古方派医家以实证为第一，力斥推理猜想，故在对药物的认识上，亦以眼见为实，不探求药物于体内如何作用，或认为可以"攻毒"一语蔽之，因为药物在体内如何输布是肉眼难以看到的，但心下痞硬者服人参而解，大渴之人服石膏而安，水肿者因用附子而消，这皆是可睹之事实，其补气、温阳的作用是看不到的，也就是说对石膏、附子是通过何种途径达到止渴、逐水的作用不予探讨，唯视其结果，并将此结果作为药物的功效。而传统的中药理论以四气、五味为基础，不仅观察服药后出现的反应，更侧重于产生这种反应机理的探讨，即对"理"的追求，并将这种"理"作为药物具有此等功效的原因。故得出"石膏治渴，以解热也，热之不解，恶能已渴"等类似的结论。认识观及侧重点的不同，必致相异结论的出现。

八、治法之争

《医断》云："治有四，汗、吐、下、和是也，其为法也，随毒而在，各异处方，用之瞑眩，其毒从去，是仲景之为也。如其论中所载，初服微烦，复服汗出，如冒状及如醉状得吐，如虫行皮中，或血如肝豚，尿如皂汁，吐脓泻出之类，是皆得其肯綮然焉者也。《尚书》曰'若药弗瞑眩，厥疾弗瘳'，可观仲景之术，三代遗法也，今履其辙而尝试之，果无不然焉者也，于是乎，吾知其不欺我矣。"

《斥医断》驳曰："治法以汗、吐、下为限者，张戴人之糟粕，而后藤氏之唾余已，仲之设法也，岂徒四而已哉？有温经者，有温里者，或利小便，或救里，治中州曰建、曰理，治厥则为四逆、为通脉，攻心胸有陷胸、泻心之分，或止利去黄，刺者灸者，与水者不与者，及内药鼻中者，诸禁汗、吐、下者，触类而长之，则何所不有之乎，其他后世治术，可取法者犹多焉，以四者限之，术亦拙哉。"

医学是向前发展的，治疗方法及治疗手段亦日趋丰富完善，古代未有之治术，而今未必不备，若以此观点来看古方家观点，有泥古太甚或尊古抑今之嫌。畑黄山的观点似更有道理，但是治法分类，是一种人为的，分类的多少，取决于划分的原则与标准，然时异人殊，这一划分终未有统一的标准，在不同的标准下，其结论岂能相一？但治法的分类是以便于理解、掌握为目的，以能揭示其实质内涵为原则，并能起到持简驭繁、以一知万的效果。汗、吐、下、和四法，虽备于仲景大论之中，而温、清、补、消之法亦可从大论中寻找到依据，但此皆从其立足点而定，取决于医家的医学观。因吉益氏试图构筑新的医学体系，补益之法必不作为治法之一，此已如前言。温、清、消之治眼不能见，但药后病除，故可将其纳入和法范畴。唯药后汗出、或吐或下是肉眼可见的。治病唯有汗、吐、下三法，而无第四法之称，虽由张子和得出，但子和三法可兼众法。凡上行者皆为吐法，若引涎漉涎、嚏气追泪；凡解表者皆为汗法，若灸、蒸、熏、洗、熨、烙、针刺、砭射等；凡下行者皆下法也，若催生、下乳、磨积、逐水、破经、泄气等。可见子和所言三法又岂狭义汗、吐、下乎？此三法实是对众法的概括与归类，温、清、消及诸多的外治法已在其中，《斥医断》所罗列的诸多方法亦可以此囊括无遗。当然，这并不是说子和的分类法完美无缺，因其过于粗糙，或者说其无严格的内涵与外延。

九、《伤寒论》之争

《医断》云："仲景书，有《伤寒杂病论》《金匮要略》《玉函经》，其论伤寒及杂病，甚详悉焉，然如《要略》《玉函》伪撰矣，先生辩之，故不赘也，虽《伤寒杂病论》，独出于仲景，然叔和撰次之，加以己说，方剂亦杂出，失本色者，往往有之，且世退时移，谬误错乱，非复叔和之旧，不可不择也，后之注家，皆为牵强附会，不可从也。故先生之教，其理凿者，其说迂者，一切不取之，所以求其本色也，学者宜审焉。"

《斥医断》驳云："《伤寒杂病论》，仲景手录，书已亡矣，今之存者，晋王叔和所诠次，非复长沙之旧也，称《金匮》《玉函》者，按《文献通考》，至于宋·王洙得于蠹简中，盖蠹余书，岂莫错简缺误，然微言方略，多存于其书，则可不征诸……宋时始分为二书，去玉函二字，单名《金匮要略》，概其杂病论也，今坊间所刻《玉函经》，清·陈士杰伪撰，以欺夫小子亡识人已，彼言理凿者，说迂者，一切不取之，何不别著一书而论之，而作此两端之说以惑来学哉。"

《伤寒论》是否为长沙之旧？是否仍为叔和撰次？这是治《伤寒》家探讨颇多的问题。若《伤寒论》仍为南阳之旧，叔和撰次者未遭篡易，为何诸家欲还仲景本来，复叔和故方位。在对《伤寒论》已有谬误错乱的认识上，《医断》《斥医断》的作者皆无异词。唯对《金匮要略》一书真伪的问题及对《伤寒论》原文取舍的问题产生争端，鹤元逸以为《金匮要略》为伪传，黄山以其为仲景所书，问题涉及古籍的真伪考辨；非笔者才力所能及，只想说一个大家熟知的问题，即《伤寒论》与《金匮要略》的辨证体系不一，若此二者皆为仲景所书，是否可以推测在汉代即有不同的辨证论治体系，若辨证论治的体系不一，能否用同一理论来阐发仲景学说？即同以《内经》理论来研究《伤寒论》和《金匮要略》。对《金匮玉函经》一书，双方虽皆以为伪，但均难以拿出服人的证据，故大有可商榷之处。有关《伤寒论》原文与注家的取舍问题，古方家提出不取其理凿、说迂的论点还是正确的，但取舍标准正确与否至关重大，不可不慎。总之，对《伤寒论》一书的评价，无论是《医断》还是《斥医断》，皆认为是医林瑰宝，诊家秘笈，亦由此看到《伤寒论》在中医学中的地位是无可替代的。

…………

这场旷日持久的论争可以说持续到现在仍未结束，想必今后还会进行下去。然而我们应如何看待或评价这场论争的功过是非呢？我们应首先看到，几种学说的交锋并不是一场灾难，它预示着一种新的综合即将来临。

可惜的是，像这样大规模、两种医学理论体系的交锋在中国太少了，或可以说未出现过，中国医学史上（清以前）的论争是限于同一理论体系之中的。而日本汉医界的这场论争是两个不同理论体系的论争，尽管吉益氏所创立的理论尚不完善，但却给日本的医界带来了一股清新之气，给一统医坛的后世派以猛烈冲击。我们不能简单的以传统的中医理论和观点去衡量两者的是非曲直，因以中医理论去衡量无疑犯了以理论检验理论，并有将传统中医理论作为唯一绝对真理之失。在人们的习惯中总希望得出非此即彼的结论，但却有许多事情很难得出谁是谁非的结论。之所以产生这场论争，是因医家对医学的认识不同，彼此站的位置和观察角度有异，如果调换一下位置，旋转一下角度，可能会得出另外的一种结论。两者同是对客观事物本质的接近，最大限度的区别是接近程度的远近。不妨采用玻尔的"互补原理"去评价、处理这两种对立的学说，使其相斥的观点共生共存，结伴而行。

注释：

❶ 室鸠巢《骏台杂话·卷上》

❷ 室鸠巢《前编鸠巢文集》

❸ 吉益东洞《古书医言·卷一》

参考文献

[1] 永田广志 . 日本哲学思想史 . 北京：商务印书馆，1978

[2] 李经纬，鄢良，朱建平 . 中国古代文化与医学 . 武汉：湖北科学技术出版社，1990

第四章

古方派对日本汉方医学的贡献与影响

兴起于江户中期的古方派，之所以能异军突起，固然有着其深刻的历史背景，但与其令人耳目一新的医论，使人折服的临床疗效是密不可分的，对日本汉医界所做出的贡献是难以磨灭的，对日本汉方医学的发展产生了极其深远的影响，左右了后来日本汉医界的导向。

第一节　古方派对日本汉方医学的贡献

古方派对日本汉方医学的贡献，表现在基础医学、临床医学与康复医学三个方面。

一、基础医学

（一）病因学

在古方派兴起以前，后世派的病因理论基本上是承袭李东垣和朱丹溪的病因学说。后世派的开山田代三喜，虽然强调气、血、痰为疾病的本源，但认为病因仍以风湿为主。曲直濑道三虽变其师的"风湿"为"湿热"，并发挥丹溪"人身诸病，多生于郁"的观点，认为疾病的发生由气、血、痰、郁而引起，然并未脱离中医传统的病因病机理论，仍可视为是对李朱医学的沿袭。而古方派的病因理论与后世派的认识迥然相异，最大相较者在于对复杂纷乱的病因理论进行了约化，使其简洁明了，若后藤艮山的"一气留滞"，吉益东洞的"万病一毒"，吉益南涯的"气血水说"。不要以为这只是《内经》"百病生于气"的延长，《伤寒例》"寒毒说"的扩展，最紧要处在于古方家已不满足后世派在病因说上的思辨与取类比附，欲从"形而上"的"理"向有形的"气""毒"转变。这是一种从思辨向求实的变迁，而至南涯"气血水"病因理论的提出，已基本上实现了这一愿望。这种摆脱思辨的思想，在当时虽不可能贯穿到底，却给后来日本的汉医界带来了一股清新之气，使医家沿着求实的道路一步步向前迈进。

（二）诊法学

1. 腹诊

在中国，腹诊的起源可上溯至《内经》时代，《难经》中亦有记载，张仲景《伤寒论》对腹诊的论述尤为详备。在日本，腹诊之法首由竹田定加提出，竹田定快更著《腹诊精要》，以明腹诊之术。但此期腹诊是为针灸服务，大冢敬节先生将其称为《难经》系统的腹诊。而《伤寒论》系统的腹诊，则由古方派的创始人——后藤艮山首倡，尝言"按腹自心下至脐，任脉突起者，病聚脉下故也，病下聚者，脉必不突起，老人肉脱，发此证者为死期"❶，即以诊腹之法，决病之生死。香川修庵更张师说，谓"吾门以按腹为六诊之要务，何则，大概按诊腹部可以辨人之强弱也，凡按之腹皮厚，腹部廓大，柔而有力，上低下丰，脐凹入，任脉低，两旁高，无块物，无动气，此为无病之人，为强；在病人亦有此数项，为易治；凡按之腹皮薄，腹部隘狭，无力或坚硬，上高胀，下低松，脐浅露，任脉高，两旁低，多块物，有动气，筋挛急，虚里动高，此为弱，为病人之腹，在病中若有此数项，为难治，此其大略也"❷，不仅强调了腹诊的重要，而且指明了腹诊应用时的要点。吉益东洞将腹诊凌驾于诸诊法之上，倡"先证而不先脉，先腹而不先证"❸之说。由于古方大家的竭力倡导，此期的腹诊研究出现了前所未有的热潮，东洞门人濑丘长圭著《诊极图说》，稻叶文礼、和久田叔虎师徒分著《腹证奇览》与《腹证奇览翼》，而稻叶文礼的老师鹤泰荣是东洞的崇拜者。古方派医家对腹诊的重视与研究，丰富了日本汉医的诊断方法，提高了诊断水平，无疑是对日本汉医界的一大贡献。

2. 脊背诊

古方派医家除强调腹诊外，对脊背诊法亦非常重视。在中国，脊背诊法早备诸《素问·脉要精微论》的"背者，胸中之府，背曲肩随，府将坏矣"。恐为脊背诊之滥觞。然因中国医家对脉诊的重视与其他历史原因，脊背诊并未得到推广利用，日本后世派医家对脊背诊法亦未引起足够的重视，自古方派始将脊背诊施用于临床。香川修庵将视背列为六诊之一，《一本堂行余医言·诊候》称："缓病不可不必熟视背部，何则，其沉重者，沉于腹底，凝于背里，故使背肉或陷或胀，脊骨或左曲或右折，或突出高起，或痛或胀，此旺好如是者，在背上可辨润泽枯荣，其肉实骨隐，肉脱骨露，润泽枯索，一视而不可掩，故背不可不候也。"由此可见，古方家之所以强调脊背诊的重要，是因为沉疴痼疾可反映于脊诊之上，以视背之法，可一视而明，一望即知，又足以裨腹诊之未备，因沉于腹底的痼瘕，虽腹诊亦难触及，且脊背诊法又符合古方家"眼见为实"的诊法观。

（三）治法学

后世派医家对汗、吐、下三法的运用虽不可言废，但治疗疾病时仍以补益法为多。自古方派兴起后，主张疾病无补益之法，治病唯有汗、吐、下三途，自此汗、吐、下三法始风靡日本汉方界。医家对此三法的研究、重视不能不说是导源于古方派，在这里特别值得提出的是古方家对吐法的贡献。在中国，"其高者因而越之"一直被认为是吐法最早的理论依据，《伤寒论》瓜蒂散被视为吐法之祖方。金·张戴人以吐法愈顽疾，名噪当世。在日本，吐法一直未在临床推广，直至江户中期始有奥村良筑于日本推行此术，山胁东洋令其子东门、门人永富氏学此法于良筑，尽其所学。永富独啸庵著《吐方考》刊世，以病在膈上为应用吐方之大表。其后荻野元凯复著《吐法篇》，以补永富氏所未备，自此吐法之术堪称详备。由此观之，吐法之用虽起于奥村良筑，而吐法的推广与理论的整理总结，实为古方派的永富氏。《吐方考》一卷，议论恢宏，稽古征今，且其所言皆出亲试，凡吐法之依据、操作方法、应用指征、适应病证及吐后诸证的防治、自身调摄等，靡不赅备。

"方证相对"虽然是东洞以医说的形式提出，但这确是一与治则治法密切相关的理论，故亦可将其视为是对治法的一大贡献。在中国，辨证论治一直被尊为认识疾病与治疗疾病的总则，后世派医家亦多遵循，详辨气、血、痰、郁，外感、内伤、虚实、寒热，而古方派医家以仲景"观其脉证，知犯何逆，随证治之"一语，倡不求病因，对证治疗之说，欲"随发其毒之证而处方"，于是立方药之证与病人之证，只要方证与病证对应，即可应用该方药治疗。这就要求医生必须正确无误地收集病人症状，整理归纳方剂的主治证无遗，并熟练掌握，以达到在收集症状后马上在头脑里浮现出相当于什么药方的程度。吉益东洞《类聚方》《方极》皆为"方证相对"的产物。从某种意义上讲"方证相对"说确较"辨证论治"易于使初学者理解掌握，并确有其实用性与科学的内涵，不应因其与中国医学辨证论治的思想不侔而予以唾弃。

（四）中药学

药为医之大本，古方、后世诸家对此皆莫不精研。古方派对日本中药学的贡献主要有两大方面，一为对应用峻烈药经验的积累，一为中药研究方法的改进。因古方派，特别是属真古方派者，以"聚毒药以共医事"为据，认为药物皆毒，治病之理亦在藉毒攻毒，故对峻烈有毒药的应用，出现前所未有的热潮。甘遂、大黄、巴豆、轻粉、水银、蝮蛇、瓜蒂等峻烈有毒药皆为古方家习用之常物，这无疑积累了峻烈药应用的经验，加深了对峻烈药功能与主治的认识。在药物的研究方法上，以吉益东洞的《药征》最具特色。东洞认为：现所言药物的功能主治以混入食医、道家之语，故应一一辨之，然扁鹊之法不存，幸存者唯有其方，而方亦为规矩准绳，故取《伤寒论》之方（东洞以为仲景方为扁鹊所遗），从其方剂反推药物主治功用，其言"以试其方之功，而审其药之所治也，次举其考之征，以实其所主治也，次之以方之无征者，参互而考次之，以古今误其药功者，引古训而辨之，次举其品物以辨真伪"❹。《药征》一书，东洞大量运用归纳、对比、分析方法，得出今人较为信服的结论。《药征》之后，东洞门人村井琴山作《药征续编》，一仿《药征》体例，以补东洞未考之药。至吉益南涯《气血水药征》的问世，将药物分成气、血、水三类。日本古方派在药物学的研究与认识上已基本实现了中药理论的日本化，走出了照抄中国本草的老路。

（五）方剂学

古方派对方剂学的贡献主要表现在一些方剂的创制上。这些方剂主要为旧方基础的加减，或出自民间，若东洞所创制的南吕丸，乃于滚痰丸的基础上以甘遂代沉香而成，甘连大黄丸仅为《金匮要略》大黄甘草汤加黄连；山胁东洋的赤小豆汤亦是在《伤寒论》麻黄连翘赤小豆汤和《济生方》赤小豆汤基础上加减而成；而香川解毒剂，乃修庵得自江州民间；伯州散乃《大同类聚方》的伯耆药。在此特别值得一提的是，日本汉医界大量合方的使用，这无疑是导源于古方派的，若无古方派医家对《伤寒论》的推崇，很难解释会有柴朴汤（小柴胡合半夏厚朴汤）、柴陷汤（小柴胡合小陷胸汤）、小青龙合麻杏石甘汤、大柴胡合茵陈蒿汤、真武合理中汤的出现。关于合方，虽早备于《伤寒论》之中，若麻桂合方、桂枝越婢合方、柴胡桂枝合方，但自仲景之后，虽复有合方的倡导者，若清代秦之桢的《伤寒大白》，但多数医家热衷于新方的研制，忽略了对古方的探讨，将仲景之方相合以为新用者更是寥若辰星，故真正将仲景方剂相合并推广应用者，实自日本古方派始，这也是值得引起我们注意与深思的。

（六）解剖学

在中国，将解剖方法用于医学研究从《内经》时代即已开始，但因多种原因，后来的医家抛弃了这种方法，而从另外的角度去研究医学。在日本，古方派未兴起前，后世派研究医学亦未采取解剖之法，自山胁东洋始在日本行解剖之术，故将解剖应用于医学研究者，山胁东洋堪为日本医界第一人。也正因为此，人们多将其称为汉兰折衷之祖，但这只是针对其对后世的影响而言，若从其知识结构、解剖动机来看，东洋是彻头彻尾的古方家。其髫年读《伤寒》，三十年如一日，解剖之举只不过因怀疑《内》《难》诸书所言脏腑不实，欲探求其脏腑真相所为，是古方派"求实"的另一种形式，若从此点看，东洋仅为日本汉医的解剖者。东洋于宝历甲戌年（1754）二月七日，请尸于官，解而观焉，终明脏腑真相，于是记其所见，并述所怀，而为《藏志》。东洋的这种研究法，影响了部分古方家，并相继实施此术，因这种研究方法与当时传入日本的兰医非常一致，故与兰医相合而形成了汉兰折衷派，并于安永三年（1774）出版了《解体新书》。

二、临床医学

（一）内科学

古方派医家对内科的贡献主要表现在对内科疾患治疗方法的改进，特别是吐法的推广，使内科治疗学获得了长足的进展，今主要从古方家以吐法治中风、癫痫来看其对内科学的贡献。对中风病的治疗，后世派医家多宗丹溪、东垣之法，从"正气自虚""痰湿生热"立论，或补其元气，或清化痰湿，或芳香开窍，而古方家对此病的治疗"不问其症，先可驱其痰涎者，我与桔梗白散或紫圆吐黏痰如胶者数升……其半身不遂者，桂枝加术附汤或乌头汤，随症以瓜蒂散亦可"❺。三白散是《伤寒论》治寒实结胸之方，其方后言"病在膈上必吐，在膈下必利"。知该方有吐、下的双重作用，这充分体现了涌吐痰实、通腑逐邪的治疗原则；对癫痫等一类精神性疾病的治疗，一反以前的重镇安神，首用瓜蒂散以吐胸中痰实，后随证施方，将吐法作为癫痫等一系列精神疾患的重要手段。吐法在疑难杂证中的广泛应用对内科治疗学无疑是一贡献。

（二）产科学

日本古方派医家对产科贡献最大者莫过于贺川氏父子。《产论》与《产论翼》的问世标志着当时日本医界产科的最高水平，所创产科治术，开日本医界之先河。在中国产科治术起源甚早，至杨子建《十产论》渐臻详备，可惜的是中国在此以后的医家未对此治术予以继承发展，而专从针灸或方药进行论治。贺川氏以前的日本医界，产科治术亦无人问津，产科医生基本不与产妇接触。至贺川玄悦出，精研产科治术，一破医界陋习，活人无数，闻名遐迩。《产论》记载了整胎、救痫、坐草、抒倒、整横、举孪等产科治术十三种，前两种用于分娩之先，后十一种用于将产、既产之后。然因《产论》属草创之作，治术亦多举略而未备者，故其子玄迪更作

《产论翼》以裨父说。《产论翼》载治术计二十种，名称虽有与《产论》相同者，但已另有所得，别有发挥。贺川氏父子对产科治术的贡献如此之大，但尚不及其另一重大发现，即正常胎位的发现，因其更正了医界沿袭数千年的谬说。

（三）外科学

古方派对外科学的贡献，除创制了一些疗效卓著的方剂外，其贡献最大者，乃为华冈青洲外科手术，这不仅是对日本汉医界的贡献，即对当时的整个医学界亦产生深刻的影响。在中国，服中药麻沸散进行麻醉而行手术治疗的记载虽见诸于陈寿的《华佗传》，但后世医家并未继承这种外科手术方法。所谓外科手术，多是割治疮疡或金创之治，记载通过麻醉切除体内肿物者实少见及，日本医家对此更无论述，故将手术真正应用至外科，实自华冈青洲的乳癌切除术始。也正因为青洲行手术之法，又精人体解剖，而亦有将其归属至汉兰折衷派者。

三、康复医学

古方派对康复医学的贡献，乃在于对温泉疗法的研究、发掘。以温泉治疗疾病在日本的古籍中虽有散在记录，但未进行深入系统研究，在医界中研究并倡导温泉疗法者，实肇基于古方派的创始人——后藤艮山。艮山认为温泉属温发通融之法，能"助气温体，破瘀血，通壅滞，开腠理，利关节，宣畅皮肤、肌肉、经脉、筋骨"，对癥疝痹痿、手痹脚痹、挛急诸痛，梅疮下疳等均有显著疗效，并得出"大凡痼疾洗浴多效，每日入浴三五次为律"的结论。现在看来，艮山的温泉疗法属康复医学中水疗法范畴，是康复医疗中的重要措施之一，能增强关节活动度，促进肢体功能的恢复及血液运行。香川修庵亦致力于温泉研究，详细论述入浴次数、入浴方法及禁忌之证。艮山的另一门人山村通庵则用心于人工温泉的制作，这不仅能解除病人的长途跋涉之苦，而且因人工温泉的制作过程中放入了盐、硫黄等药物，这就在天然温泉所具水温作用、机械作用的基础上更增加了化学作用，使机体获得特殊反应。

第二节　古方派对日本汉方医学的影响

古方派对日本汉方界的影响是重大而深远的。古方派的兴起与壮大，促进了仲景医学在日本汉医界的传播，昭示了《伤寒论》在汉方医学中的重要地位，引起了医家对《伤寒论》的重视与研究，使仲景行之有效的诊疗方法得到继承发扬，使日本汉医界走出了单纯模仿中医学的老路，摆脱了照抄中国医书的陋习，实现了中医理论的日本化。因其以《伤寒论》为中心，以秦汉古籍为依据，排斥金元医说，为后来考证-折衷派的形成奠定了基础；又因其崇尚实证，重视经验，行解剖求实之术，从而为兰医的传入及汉兰折衷派的形成架起了桥梁。纵然医学界对古方派的评价毁誉互参，但这些影响确实是令人瞩目的史实，是值得人们去思索、探讨的。同时我们应清楚古方派的不足，看到其不良影响的存在，有关古方派的利弊得失，笔者将另辟章节以论之。

注释

❶ 长尾藻城《先哲医话集·一三一》

❷ 香川修庵《一本堂行余医言·诊候》

❸ 鹤元逸《医断·脉候》

❹ 吉益东洞《药征·自序》

❺ 吉益南涯《险症百问·第三条》

（本节在撰写过程中，参考了富士川游的《日本医学史》、大冢敬节的《东洋医学史》、杨维益的《明治前日本汉医简史》等，特此说明）

第五章

古方派与中国现代《伤寒论》研究

随着日本汉医著作传入中国，古方派对中国近代的《伤寒论》研究产生了举足轻重的影响。我们只要看一看章太炎对古贤注述《伤寒论》的评说，即可见其端倪。

"自金以来，解《伤寒论》者多矣，大抵可分三部，陋若陶华，妄若舒诏，僻若黄元御，弗与焉。依据古经，言必有则，而不能通仲景之意，则成无己是也；才辩自用，颠倒旧编，时亦能解前人之执，而过或甚焉，则方有执、喻昌是也；假借运气，附会岁露，以实效之书，变为玄谈，则张志聪、陈念祖是也。去此三谬，能卓然自立者，创通大义，莫如浙之柯氏，分擘条理，莫如吴之尤氏。嗟乎！……自《伤寒论》传及日本，为说者亦数十人，其随文解义者，颇视中国为审慎，其以方术治病，变化从心，不滞故常者，又往往多效，令仲景而在，其必曰'吾道东矣'……余谓治《伤寒论》者，宜先问二大端，然后及其科条文句，二大端者何，一曰伤寒、中风、温病诸名，以恶寒、恶风、恶热命之，此论其证，非论其因，是仲景所守也……诸法皆视病之所在，因势顺导，以驱客邪于体外，使为风寒热之邪，固去也，使为细菌之邪，亦去也，若者为真因，固可以弗论也；二曰太阳、阳明等六部之名，昔人拘于脏腑，不合则指言经络，又不合则罔以无形之气，卒未有使人厌服者，近世或专以虚实论，又汗漫无所主……医者，以疗病为任者也，得其疗术，即病因可以弗论。疗病者，以病所为据依者也，得其病所，则治不至于逆，随所在而导之可矣。前一事，余始发其凡，后一事，柯氏已略见大体……"

这段文字节选自太炎先生为陆渊雷《伤寒论今释》所作的序言。从此已被删减的序言中，可以看出章氏对中国注解《伤寒论》诸家的不满，且以"吾道东矣"一语暗道日本医家已得仲景真谛，并将论证不论因，视病所在而因势利导视为自己所创。其实这并非章氏的创说，实乃东洞说的翻版。发凡此说者为真古方派的开端——吉益东洞。《方极》自序即言："夫仲景之为方也有法，方证相对也，不论因也。"《医断》："故仲景随毒所在而处方，则是观之，虽曰无因亦可，是以吾党不言因，恐眩因而失治矣。"《古书医言》："视毒之所在，随发其毒之证而处方。"缘于章氏在政治思想界的卓越成就，以其耄年硕德，尤喜谈医，故许多中西医名家皆喜尊其为师，若陆渊雷、章次公、余云岫等，且因 1927 年上海中国医学院创办之始又聘以校长之职，故直接影响了中医界的导向，无疑也影响到这一时期医家对《伤寒论》的认识与研究方法，故此时期的《伤寒论》研究体现了古方派医家治《伤寒》的特点，出现了以下几种倾向。

一、怀疑——《伤寒论》与《黄帝内经》的关系

《伤寒论》自序言"撰用《素问》《九卷》《八十一难》"，金·成无己以此语为据复开以经注论之先，自此以后诸家对《伤寒论》源于《内经》多深信不疑。本《内》《难》之旨以发《伤寒》之微，似乎成为人们必须恪守的惯例，不敢承认《伤寒论》继承基础上的创新。更无人敢问津于仲景是否别有所承，对其自序的真伪，清以前的《伤寒》注家是无人怀疑的。清·柯琴虽谓"夫热病之六经，专主经脉为病，但有表里之实热，

并无表里之虚寒"❷ "但有可汗可泄之法，并无可温可补之例"❷，且指出"仲景之六经，是经略之经，而非经络之经"❷。但这只在说明《伤寒论》中的六经与《素问·热论》六经的不同，并主要为批驳王叔和未明仲景之旨，故旋即从《素问·皮部论》所言之"经纪"为仲景"六经"作解了。而近代注《伤寒论》者，明确指出《伤寒论》与《内经》并无明显的渊源关系，纵然有一二相同者亦是沿用其名而未承其实，持此观点者以陆氏为代表，其言："仲景自序虽云撰用《素问》，今考论中用《素问》者，百仅一二，皆沿其名而不袭其实，旧注援《素问》为释者，回曲穿凿，捉襟见肘，甚无谓矣。"❸ 与其同时的余无言亦倡此说，并分析了仲景为何沿用《素问》六经之名。其言："六经之说始于《素问》，《素问》一书实为战国时人所著，盖其时学说庞杂，纷极一时，人各为书，恐后人不已信也，每每托名于黄帝，观见班固《汉书·艺文志》自知之，其时著书立说，托黄帝名者约二十家，迨至汉末，仲景集汉以前医学大成，著为《伤寒杂病论》，其自序撰用《素问》，然皆沿其名，而不袭其实，虽有六经之名，但文中无一言及脉络，此可知仲景以六经名篇者，非其本意，只以《素问》六经之说，由战国至汉末，数百年来，信之者众，积习难改，故仲景不得已仍沿用之耳。"❹ 可见仲景所言撰用《素问》，习用六经，只不过是为取信于人的不得已之举。"六经"是《伤寒论》理论体系的框架，是《伤寒论》的中心，中心思想与理论体系与《内经》不一，也就无从谈起《伤寒论》是对《内经》的继承与发展，二者的渊源关系亦无从可言。陆、余二氏的观点是独学之心得，抑或受古方家之影响，我们不妨将二氏的观点与先于二先生一百多年的山胁东洋的观点作一比较。东洋谓"夫灵素二书，汉末犹廖廖无闻也……长沙氏所行，绝无此数者"❺ "抑阴阳五行者，素灵取之，分六经……张长沙所述无只语之及"❺。然而在中国研究注解《伤寒论》诸家的著作中，引用最多者是丹波氏父子、山田正珍的注释，这一表面现象的存在不免使人们误以为受考证-折衷派的影响更重，这种误解源于对考证-折衷派形成及特点认识的不清。在日本医界中的考证派只是古方派的延长，而折衷派是以取后世、古方派之中道，对所有学派均表示怀疑是考证-折衷派的特点，而怀疑思想是导源于古方派的。引用丹波、山田氏注释之文较多是别有原因的，此因近世伤寒注家在研究方法与撰写体例上和丹波、山田氏存在着更多的一致性。而古方派研究《伤寒论》的重点与考证派不同，它侧重《伤寒论》实用性的研究，着眼新理论、新学说的创立，且为证实自己理论的正确，从《伤寒论》中寻找依据，以注解形式研究《伤寒论》者本来不多。当然怀疑倾向绝非自古方派始，在《伤寒论》的研究中，怀疑思潮概起自方有执的《伤寒论条辨》，但其仅是怀疑了《伤寒论》条文的讹衍倒夺，并未怀疑到《伤寒论》与《内经》的关系，而古方派却把这种怀疑延伸拉长，并直接或间接地反过来作用于中国近代的《伤寒论》研究者。

二、求实——《伤寒论》研究重点的转移

《伤寒论》所以为历代推崇，取于信，而信生于效，绝无侈谈医理的浮夸之风，但世之解"伤寒"者，为求《伤寒论》于学理上的证明，多遵汉唐义疏之例，随文敷饰，了无心得。所以"伤寒"愈注愈晦，愈疏愈乱，难怪人称一人有一人之仲景，一家有一家之"伤寒"，遂倡读"伤寒"宜从白本始。而近代研究《伤寒论》大家，一摒清以前的空玄之习，研究"伤寒"从求实入手，其求实方式二端，一为临床实证，一为取西学求实。

理论必为临床服务，脱离临床或与临床不合的理论多属空谈。陆渊雷认为"大论精粹，在于证候方药"❸，而"前贤注解，大抵根据《内经》《难经》而参以自己之臆想，《内》《难》本文，亦不过依附五行四时等当时通行之理想，而托之黄帝、岐伯、越人而已，且以当时条件所限，故此

等旧注，类多失真"❻，"注家不知辨析，以《素问》释《伤寒》，以《伤寒》释《素问》，及其难通处，则作回曲附会之词以强通之。总之，但求贯通二书，不顾临床事实，致令后之学者，读书治病，截然分为两事……至于《医宗金鉴》，张志聪《伤寒集注》诸书，以如《伤寒》传变，真如热论之次，其误固不待言"❻。可见陆氏已注意到研究《伤寒》必与临床相结合，这与古方派医家研究《伤寒论》一切以实证为先的原则同出一辙。汤本求真早即倡导"至于医学，则非单纯之理论所得而解决之，故不得不求于经验的结合，若理论脱离经验的事实，直可谓非真正的理论，当以人体的事实为先，而理论为后矣"❼。陆氏的《伤寒论今释》持如此的观点，晚于陆氏的余无言在著《伤寒论新义》时，更是对中医空洞的旧说力加排斥，注意与临床实际密切结合。

近世《伤寒论》研究者，为阐明仲景学理，证《伤寒论》之科学，力避古人玄虚空张之说，在《伤寒论》的注解上，广征当时被认为是科学的西医理论，而不采传统五行、运气，这是近代注解《伤寒》的一大特点。有人列举了近代注《伤寒》者十家，计有恽铁樵、曹颖甫、黄竹斋、陈伯坛、张锡纯、陆渊雷、包识生、阎德润、余无言、谭次仲，其中竟有五家涉及细菌（恽、陆、阎、余、谭）。强调细菌说最烈者首推陆、谭二氏，陆氏以为欲明《伤寒》非借细菌说不可，谓"凡流行病，皆有病原细菌为原因，菌之使人病也，若以其成群结队之细菌，直接为害人体或分泌毒质以害人体"❻。谭氏的《伤寒论评志》说细菌者处处可见。近世医家所以废以五行、运气释《伤寒论》之法，主要原因之一即在五行、运气太涉玄虚，而目不可见，而细菌的存在及致病性已为当时科学所证实，是有形可睹的。若让我们将陆、谭二氏的著作与近代古方大家汤本求真的《皇汉医学》做一比较，就会发现陆、谭二氏所受之影响。汤本氏认为"张仲景所著之《伤寒论》及《金匮要略》二书，前者所主为伤寒，即述肠伤寒之诊断疗法"❽ "此书是阐明同一伤寒病侵入，因各人禀赋体质有差、病毒所在之异，发现症状不相等之理由"❽。肠伤寒是由伤寒杆菌所致，故欲明伤寒必知细菌。陆氏受《皇汉医学》的影响可谓最深最重，《伤寒论今释》引用汤本氏之语处处可见，即引他家之论，亦早为汤本氏所引，难怪会有"窃取日人《皇汉医学》而为之者"❾ 之讥。陆氏在注解上与汤本氏如此相同，在认识观念转变上，亦可看出受《皇汉医学》的影响。陆氏于 1931 年初版之《今释》"作意不许细菌学说，释发热恶寒为造温散温之变"❾，故在 1940 年版的《今释》，则刻意以细菌说释《伤寒论》了。

三、批判——前人注解与《黄帝内经》

近世注解《伤寒论》者，多以为前贤注释未得仲景真髓，故在怀疑、求实的基础上又形成一种批判思潮，这亦是受到了古方派的影响。严格说来，批判思潮非自古方派始，在《伤寒论》研究的历程中，批判思潮的形成可上溯至明之方有执，清之喻嘉言，是喻昌的批判思想首先影响了玄医，玄医的批判精神复为古方派医家发扬，批判的范围亦被扩大化，被古方派扩大化了的思想又反过来作用于近世《伤寒》注家。我们知道方、喻二氏批判的是王叔和，反驳的是成无己，认为其颠倒了仲圣原文，误释了《伤寒》本义，并未批驳《内经》及金元医说。而近世《伤寒》注家对前人注解的批判已自不待言，若在陆氏《今释》、阎氏的《评释》中皆有"随文敷饰，了无心得""假借运气，附会岁露，以实效之书变为玄谈"等字样，即便是对《内经》及金元医家亦进行了批评。余无言于《伤寒论新义·论阴阳》一节中道："阴阳之说，《素问》为甚，全书所记，指不胜屈……战国时知医者，乃托名黄帝而著《素问》也，又托黄帝名而遂杂以道家言，故阴阳、五行、运气等说亦拉杂采入，以示医学之高深，亦大谬矣，故吾常谓《素问》之学说，吾人能取而用之者，仅占十分之三，而十分之七为无用，惟仲景《伤寒论》全部皆可取而应用之。"余氏对《内经》《伤寒论》的评说如此，那么陆氏的观点认识如何呢？他认为，"金元以后医家，困守《内经》，莫能自拔，单词只义，奉为金科，驰骛空言，不验实效，其谬于科学者宜矣……乃知国医取戾之道，固在医经，不在经方也"❸。若将余、陆二氏之语与香川修庵"再取《素问》《灵枢》《八十一难》始终纵横，诵读数遍，乃掷书愤起曰：邪说哉，奚用是为……次取张机《伤寒杂病论》反复熟读四三年，以为古今医人之翘楚，无复其右者"❿，以及山胁东洋的"素灵二书，捃摭古言，杂以阴阳道家，盖秦汉好事者所为，冒以轩岐者，斯其重言耳，虽间有二三可取者，岂足为我道根柢乎"⓫做比较，读者会做何感想呢？或曰：近代《伤寒》注家对明阳、五行、运气说的否定，是源于近代医界的阴阳、五行存废之争，而非受古方派的影响。诚然，在中国医界的近代史上有过两次阴阳、五行存废之争的史实，但那是 1915 年和 1926 年的事，且首次之争仅及五行，由袁桂生发起，第二次除五行外更涉阴阳、运气，以章太炎《论五脏附五行无定说》为开端。但古方派废止阴阳、五行的思想却是在 1700 年左右，山胁东洋尝言："阴阳者……五行者……秦汉好事者，妄意骄僭，欲媲诸大道而饰其业，遂神明其道，邃奥其说，强配人身，以天地之道，自谓拓开我业之渊源，矫饰炫售扬扬如也，殊不知与先圣之说支离背驰，别成一家之陋也。"⓬那么人们是否还要追问，古方派的著述是否传至中国，为中国医家研习诵读，这一问题只要看一下实藤惠秀先生所著的《中国人日本留学史》自会明晓甲午战争之后中日交流的盛况，从 1901~1931 年中国留学生在日本毕业者达 11966 人之多，医药毕业生达 414 人，废止中医派的中坚人物——余云岫，即毕业于日本大坂医科大学，另一强有力的倡导者汪企张竟与其为校友。汤本求真的《皇汉医学》于出版后的第二年，旋被译成中文（1928 年），陈存仁先生赴日考察，集日本汉方医书 73 种，编纂而成《皇汉医学丛书》，于 1937 年初版发行，其中即含有大量的古方派著作，特别是真古方派鼻祖——吉益东洞的著作，几乎被收录无遗。故这种影响是显而易见的。

四、评价——近代《伤寒论》研究的得失

古方派对中国近代《伤寒论》研究的影响是少有人问及的，其功过是非亦有待后人评说，但一个民族或一个国家，若以为其医学的发展已完美无缺或至精至熟，那无异于宣告这一医学已是停滞不前了。古方派之所以对中国《伤寒论》的研究乃至中医界产生如此之影响，足以说明中国在《伤寒论》的研究上存在着某些欠缺。自《伤寒论》传至日本，长沙之学大兴，户著家书，不让汉土。江户至今，《伤寒》著述数百种，以研究方法之异，一切以实用为先，岂无千虑之一得，这不是可耻的，也是勿庸讳言的。又何况甲午战争之后，日本对中国影响岂限于中医界，政治、经济、教育、文学的效法与模仿俯拾皆是，这均是特定时期历史产物。此从梁容若先生《中日文化交流史论》所论"日本文学对中国文学的影响"可窥其一斑，其谓：自称为中国唯一文学杂志的《新小说》名实皆仿日本春阳堂创刊的《新小说》，梁启超的《新中国未来记》和明治十年至二十年代流行的小说一脉相通，我们可从夏目漱石作品的诙诡讽刺中，看到鲁迅的面影，郁达夫所憧憬的是志贺直哉的清丽骏逸；张资平明确承认其长篇小说《飞絮》是模仿了《朝日新闻》所载《归日》，这皆是无可厚非的。

对近代伤寒注家我们应如何评价呢？首先我们应该看到近代的《伤寒论》研究重点已不在考据、训诂方面，皆是以实用为先，从临床入手或寻求新的科学依据以证《伤寒论》之正确、实际，力避清以前的说理方法，特别是细菌、病毒说的介入，体现了治伤寒学的时代气息，这种风气一直延续到现在，只是手段更先进，方法更科学，大量研究《伤寒论》的临床

报道，与临床关系密切的伤寒著述问世，应用现代科学方法、理论对《伤寒论》进行研究发掘，这无一不得益于近代伤寒注家的启迪。但这并不能说近代的《伤寒论》研究有得无失，囿于当时特定的历史条件，近世伤寒注家不可能不存在着某些欠缺，如当时的西医水平本来有限，医家掌握者更是寥寥，这难免造成注释上的牵强；在认识方法上，在承认西医科学的同时，却犯了否认中医传统理论正确的错误，这主要因知识结构所限，对此我们皆应予以客观的评价。

注释

❶ 陆渊雷《伤寒论今释·序》

❷ 柯琴《伤寒论翼·六经正义》

❸ 陆渊雷《伤寒论今释·叙例》

❹ 余无言《伤寒论新义·论六经》

❺ 山胁东洋《养寿院医则·附录·复山县周南》

❻ 陆渊雷《伤寒论今释·卷一》

❼ 汤本求真《皇汉医学·总论·中西医学比较概论》

❽ 汤本求真《皇汉医学·别论·伤寒论大意》

❾ 余无言《伤寒论新义·谢序》

❿ 香川修庵《一本堂行余医言·自序》

⓫ 山胁东洋《养寿院医则·附录·翻刻外台秘要方序》

⓬ 山胁东洋《养寿院医则·附录·与山县周南》

参考文献

[1] 赵洪钧.近代中西医论争史.合肥：安徽科学技术出版社，1989，232

[2] 梁容若.中日文化交流史论.北京：商务印书馆，1985，23-44

第六章

古方派启示录

研究历史，或研究历史上某一学术流派，不仅在于还原其本来面目，且应探讨其发展规律，揭示其规律背后的某些原因，它能给我们留下什么有益的启迪。

第一节　一种医学，两种结果

尝闻"橘生淮南则为橘，生于淮北则为枳"。若以此语观《伤寒论》不禁慨然，同是一部《伤寒论》，为什么经中日不同医家研究后，竟产生如此之异化，出现了这样的歧变？诚然，不同的社会制度、文化背景、经济状态皆可成为这种异化的直接或间接原因。但是，如果抛开上言诸客观因素，就会发现中国医家和日本医家在对《伤寒论》的认识上存在着根本的分歧，可以说中日对《伤寒论》源流认识上的不同，是导致《伤寒论》研究出现二种相异结果的原因。因认识不同，必致研究之异，而研究之异必致结果有别。

长期以来，中国医家一直坚信《伤寒论》是对《内经》的继承与发展，特别是对《素问·热论》的发挥，对两者明显相左者，亦曲意成说，而曰已发展云。这种现象自成无己以经注论后，日趋严重，更何况《伤寒论》原序中有"撰用《素问》《九卷》《八十一难》《阴阳大论》《胎胪药录》并《平脉辨证》，为《伤寒杂病论》合十六卷"之语，这段文字仿佛成了《伤寒论》源于《内》《难》的铁证，是不容置疑的史实，纵然有人提出疑义，亦因人微言轻而自生自灭。而古方派医家认为此序为伪，并提出相应的证据以论之，从而推论《伤寒论》是独立于《内经》之外的另一种医学体系。《内经》渊源于黄河文化圈，《伤寒论》发祥于江南文化圈，其来源有别，所承各异，前者以阴阳五行学说为基础，其思辨性甚强，而后者则重视经验实证。对此不同的论点，双方均拿不出令对方心悦诚服的证据。然笔者认为：纵然《伤寒论》自序非伪，仲景又确系据《内经》理论而成书，但仲景是据《内经》中的哪些内容，采用了哪些篇章应有所别。众所周知，《内经》非一人一时之作，是诸多医家思想与经验的汇集，仅《素问》一书所引古代文献有名可考者，即达二十一种之多，他处尚有称《经》称《论》而不可知者，其对脏腑数的记载有"九脏""十一脏""十二脏"之别，《素问·五脏别论》更有"余闻方士，或以脑髓为脏，或以为腑"的载录，这就充分说明早在《内经》时代就已出现不同的学术流派，存在着不同的学说和不同的理论体系。有人更大胆地提出：在中国医学的发展史上，存在着另外一个学派，即先于黄帝学派的扁鹊学派，此学派的影响在战国、秦汉时期远远超过黄帝学派，并指出"张仲景的学派归属有待进一步研究"。那么仲景究竟依据哪一个学派的理论？人们多以为张仲景的《伤寒论》来自对《素问·热论》的发挥，但《素问·热论》和《伤寒论》所论有着本质的区别，人们唯见其表面相似，误将其作为本源，这一点柯琴早有详细的论述。

基于对《伤寒论》本源认识的不一，中国医家必从《内经》之理以释《伤寒》，将《内》《难》学理与伤寒证治相联系，以求《伤寒论》方证获得理论上的证明，《伤寒论》研究朝着注释学的方向发展了，并未能从《伤寒论》中获取新理论、新学说。而古方派医家认为《伤寒论》方为扁鹊所创，与《内经》无关，研究《伤寒论》从实证入手，按《伤寒论》本身所述，采用"方证相对"——方证学的研究方式进行研究，在理论上的探求亦从《伤寒论》本身入手，或借助当时所行的哲学思想，以"一气""一毒"或"气血水"概括医学理论，突出了《伤寒论》原有的实证特色。由于古方家研究《伤寒论》以实证为第一，故其研究《伤寒论》著作虽多，却乏从《内》《难》理论进行阐述者。注释的结果，使《伤寒论》愈注愈繁，而实证的结局，使《伤寒论》益趋简明；注释并未创造出新的理论，而"气血水"说确系以《伤寒论》为导源。这不禁让我们联想到中日交流史上常常出现的"大凡中国风习，一旦移植日本，经日本化后，一般由复杂变单纯，而浓厚变淡泊"的现象，其实这种现象又何止限于风习，交流后的文化又何不如此？中日医家为什么对《伤寒论》的本源有着不同的认识呢？从思维学的角度来看，这种认识导源于不同的思维形式。若我们将中日医家的思维形式做一比较，则会发现日本医家的思维以发散式思维为主，而中国医家则更多的应用了收敛式思维。所谓发散式思维与收敛式思维，是思维结构中求异与求同的两种思维形式。山胁东洋、香川修庵、吉益东洞否定《伤寒论》与《内经》的联系，即是发散式思维的具体表现，而宋以后的《伤寒论》研究者，坚信《伤寒论》源于《内经》无疑体现了收敛式思维的特征。

第二节 理论和经验孰轻孰重

有人相信书中的"真理"，而有人却信奉自己从实践中得出"信条"。当书中所载"真理"与自己所得"信条"出现矛盾时，应如何取舍，何去何从？是弃书而唾，抑或互征得失？对此，古方派医家一切以临床所见为实，不拘书中何人所言，体现了一种怀疑、批判、创新的精神，确有实践是检验真理标准之势，这一点与中国同时代医家的作法大相径庭，形成了鲜明的对照。

不容否认亦毋庸怀疑，经验在医学中占有独特的位置，特别是中医学。但长期以来人们一直以理论指导实践为由，轻视经验，或认为脱离理论的指导，中医将无法治病，这是不正确的。常见许多民间医生，或某些资历颇深的医师，他们并无深奥的中医理论，但同样能治愈顽证痼疾，这是为什么？他们所凭的是经验，此犹如一经验丰富的工匠，虽乏建筑学理论，但却能建造出精巧楼阁，并无乐理知识的樵夫茶女，亦可唱出优美动听的山歌。这源于长期练习与经验积累，与虽无深奥理论的医师能治愈疾病并无二致。在此我们还应承认中医科学的同时，又看到其仍带有技艺的特性，故继承老中医之经验，仍不失为发展中医的一条途径。随着经验的累积，渐渐升华，创造出新的理论。然而可惜的是，理论指导实践在人们的头脑中已根深蒂固，老中医经验整理继承者，多将老中医毕生之经验，强配固有之中医理论或附以己之臆说，而曰老医之体会云云，并未揭示出在此经验后的科学内涵，而导入以故说论证新经验的轨道。这应引起我们注意，这种经验与继承整理失去了意义，并不能发展中医理论。

为什么日本古方派医家会怀疑书中的理论？对经验的重视无疑是这种怀疑与批判的原因之一，但人们是否想到中医理论的欠缺，说起中医理论的不足，是大家所不愿言及与听到的。笔者亦不愿言此，但唯有知其不足，才能找到发展之处。众所周知，作为自然科学的理论的形成，首源于对经验的积累，并由感性认识上升到理性认识。在这一过程中本不应有过多的主观因素的参与，不可以哲学思想来解释阐发自然现象，而中医学在由经验上升至理论时，恰恰引入思辨性甚强的五行学说等大量的哲学观点。虽然这是在不得已的情况下发生的，亦不否认当时这些学说的先进性，且承认中医在引入此类概念时进行了改进，但这一类概念却渗入到中医的每一个角落，中医学理论体系是构筑在这些学说之上的，而今人们多怨中医理论与临床脱节，殊不知这种脱节在其理论形成过程中既已孕育其间了。中医理论虽然存在着欠缺，这并不等于说中医理论无指导作用，之所以指出这种不足，其目的在于使理论产生一个飞跃。

经验与理论存在着密切的联系，理论导源于经验，且新的经验又可导致旧理论的更新，理论对实践有指导作用，经验的积累对实践的作用亦不容忽视。

第三节　学说的边际效应

既言学说，就不可能是放之四海而皆准的真理，必有其应用范围的疆界，尤其在学说本身尚有疏漏的情况下，如何使有欠缺的学说发挥其最大作用，而又不致弊端的出现，这就涉及学说应用的边际效应问题。

众所周知，被誉为奠定中医辨证论治理论基石的《伤寒论》，在温疫流行的明末清初之年，应用其所制的方药，竟也显得束手无力。医家不得不另辟蹊径，别寻枝叶，或于仲景制方中加减化裁，或尊仲景之法而制方，或创立"卫气营血""三焦"辨证体系，诚然在叶、吴的制方中尚可隐见仲景氏的绰影，但那毕竟是被扩而大之，大而化之了。换句话说，叶、吴之说虽源于仲景，而已非仲景。此外，我们尚可列举为变《局方》温燥而倡滋阴降火说的朱丹溪，为救苦寒之弊而兴起的温补学派，此皆可说明学说的应用确有其范畴，超过了这一疆界，完美的学说亦将成为谬误。在中国如此，日本古方派的兴衰亦给我们以同样的启示。历史的发展总会出现惊人的相似，唯境易时迁，人物迥然。当人们为吉益东洞"万病一毒"大唱赞歌之时，有多少虚惫之人因此而亡，东洞晚年，门庭冷落，诽声四起，皆因过用其说之故。"气血水"说的提出恰恰弥补了东洞说的疏漏。从诸多学说被修订，新学说的不断创立，可见学说本身确有其局限性。学说本身的局限性，使得学说的应用必有一定范围，那么应如何避免学说应用超越边际呢？

首先，我们在应用某一学说或理论时，须对此学说提出的历史背景有所了解。即了解该学说的时代性、地域性，明晓该学说是在什么样的历史条件下提出的。因不同的时代，不同的地域，不同的社会，均可导致不同疾病的发生，使疾病谱出现改变。疾病谱的改变，直接影响着学说应用的效果。且在某种学说指导下，长期使用某类药，亦会导致抗药、耐药性的出现。其次，对学说间的关系必须清楚。我们知道，一种新的学说，常在已有学说出现弊端的情况下应运而生，这种学说往往带有补偏救弊的特性，它不是对原有学说的取代，而是原有学说的补充，应与原有学说进行结合。可惜的是一种新说一旦问世，立即被无限地夸大，原有学说的价值仿佛荡然无存，这样一来，本为补偏救弊的新学说，随着原有学说的废弃，又出现了新的弊端，随着新弊端的发现，另一种新说又将问世。也正是缘于这种救弊的初衷，"救弊"之风一直在汉医界中狂刮，新说若雨后春笋，不断创立，又不断消失，这均因未能把握新说与旧学的关系，不明继承与发展之故。当然这不能完全归罪于学说的使用者，即便是某一学说的创始人，亦往往将自己的学说视为高于一切的"真理"。而学说的追随者，因感于新说玄奇，亦随之摇旗呐喊。

　　值得注意的是，学说之间难分优劣，各有所长，均有其应用范围，同样是医家长期经验的总结，是从不同角度对疾病的认识，都是对客观事实的逼近。故在应用这些学说时，切勿厚古薄今，或采取今是昨非的态度，尽量择其所长，使其发挥出应有的效力，同时又不致弊端的出现。纷纭互呈的学说又给我们的研究者提出了新的研究课题，即如何将诸多学说进行科学整理、归纳、综合，使其进一步升华？但很久以来，医家多热衷于新学说的创立，致力于学说优劣的评判，却忘记了学说间的关系分析，忽略了学说间交锋的原因，这些被忽视掉的争端，可能蕴育着学说升华的萌芽。历史在发展，科学在前进，理论总需不断的完善，新理论不是对旧理论的否定，而是一种扬弃，它需借助或依托旧理论中的合理内核。

第四节　师承授受中的“马太效应”

　　当我们对古方派的概貌有所了解后，就会发现一个奇怪的现象，若我们沿着每一位古方家的足迹向上追溯时，则见古方家著名者，其学生乃至朋友亦多非常有名。若古方大家香川修庵、山胁东洋，同师于后藤艮山，后藤艮山乃古方派创始人；村井琴山、鹤元逸、吉益南涯、中神琴溪，这些古方派的中坚力量，又同师于真古之祖吉益东洞，据称山胁东洋与吉益东洞又有过密的交往。这不禁让我们联想到中国医学史上早已出现的这一迹象。“补土派”的嚆矢李东垣，其师乃易水之张元素；力辟温燥以养阴为宗旨的朱丹溪，乃罗知悌之高足；被《古今医统》誉为“学究天人，文章冠世，极深医源，直穷奥妙”的王履出自丹溪门下；以侣山堂饮誉医林的张志聪诸人，除师徒关系外，又多具朋友至交的色彩……这绝不是偶然的巧合，亦非笔者有意猎取，医界中的这种现象，可谓不胜枚举。它向人们揭示了一个规律，宣告了一个真理，即不论古今，亦不分中外，著名医家的学生，亦多著名医家。且伴随学生著名者的增多，老师的名气越来越大。试想若无张仲景这位"医圣"的出现，虽为地方名医的张伯祖，亦不会有如此显赫的名声，若无张志聪、张令韶这对钱塘"二张"，其师张遂辰治伤寒之学的《伤寒论参注》亦不会引起医家的广泛重视与传阅。是什么原因导致了这种师徒链的形成，产生了这种马太效应，这种师徒链有何利弊得失？

师徒链形成的原因，归纳起来不外导师之名望、教育之方式、家庭熏陶及信仰等诸因素，师之名望愈显，所慕者愈众，众多的追随者中，必不乏出类拔萃之士，这势必导致优秀人才的集中，而优秀人才越多，成名者越多。有成就的人越多，必定将产生一批又一批的追随者……如此循环往复。学生中的成名者，亦会有新的学生，这样就形成一个长长的师徒链，此为形成师徒链的原因之一；形成师徒链的第二个原因，乃在古代无专门传授中医理论的学校，师带徒是传授知识主要途径；其三为家庭熏陶与信仰。我们不能忽视一个问题，在古方派的师徒链中，有相当一部分在具有师徒关系的同时，又具有父子关系，若艮山之子椿庵、东洋之子东门，东洞之子南涯，均具此双重身份。这与家庭熏陶，自幼耳濡目染是分不开的。信仰的问题，主要在于医生的职业，医业虽不能与儒相提并论，但毕竟被视为济世活人之术，且经济收入可观，无颠沛流离、食难饱腹之苦。这些因素皆可成为师徒链形成的直接或间接的原因。师徒链的形成产生了马太效应，而马太效应促使形成更长更粗的师徒链。

那么，师徒链有何利弊得失呢？首先我们应该肯定师徒链的形成，造就了一个学术团体，易形成一个强大的学术流派，使老师的学术思想能得到继承与完善，易使其学术思想或自成体系的理论向纵深发展，并能及时修订老师原有理论或学说的错误，古方派的形成与发展足以说明这一点。古方派草创之始，寥寥数人，随着古方家名声鹊起，从者甚众，至江户中期，古方派已人才济济，阵容强大，相形之下后世派已渐显衰退，一时间医者皆以古方家自居。在完善师说与治术上，后藤椿庵继其父熊胆灸说后，完成了《艾灸通说》，使其父艾灸起废的治术得到进一步继承与发展。山胁东洋从人体解剖入手，弥补了艮山"格物求实"的不足。南涯为修订父说而提出"气血水论"。此皆可说明师徒链在促进医学发展中所起的积极作用。那么是否说师徒链有利无弊呢？不然。师徒链的弊端也是显而易见的，师徒链的形成易起"门户"之争，尤其是师承不同理论的师徒链之间，由于学术见解的分歧，先由学术之争，渐及感情用事的事例在古方派的发展中不胜枚举，若后世派、折衷派对古方派的攻击，古方派内部的相互谩骂。学术上的争鸣并非可怕，可怕的是感情用事，由于成见在先，对非自己学派提出的正确理论或治法，常加以诽难，亦不会采纳、吸收，这难免形成"各承家技"的趋势。且因忙于论争之需，亦会影响到自身理论的完善，同时为了自己的地位，亦将有效的治术秘而不传，以保持本门派的盛誉。这就形成了学术上的封锁，人为制造了学术交流上的屏障。又因师徒关系的存在，易在尊师与创新上产生矛盾，学生不敢公然指责老师的错误，特别是在老师生前。在老师逝后欲修订者，亦必委婉曲回，言先师本有此意云云。这一点，我们只要看一下村井琴山与吉益南涯的论争即可明晓，亦可知南涯修订父说是何等艰难。

师徒链虽然有着一些弊端，但却能造就出一批卓越人才，这主要是因其在产生马太效应的同时亦产生了人才的集中效应，优秀人才的集中必然易致名家的出现。美国朱克曼著《科学界的精英》通过对美国数十位诺贝尔奖金得主的分析表明，大多数该奖金得主的导师，亦多为诺贝尔奖金的获得者。由此可见师徒链对造就高级人才是确有实效的。

第五节　学说的形成与规律

学说的形成与特定的历史条件密不可分，一种新的学说常产生于特定的历史条件下，常于已有学说已现弊端，或在其他学科出现新说之后。综观中日两国医学史，不难发现学说的形成有着以下的规律。

一、救弊规律

任何一种学说皆有其一定的适应范畴，越于此范畴之外必产生相应的弊端，而继旧学说后创立的新学说常于此弊端立论，辩旧说之谬以成一家之言。我们将学说的这一形成现象称之为救弊规律。救弊规律不仅存在于医学领域中，凡有学术流派存在的专业，皆有此规律的存在。中国医学史上的"阳常有余"与"阳非有余"，日本医学史中的"气、血、痰"与"万病一毒论"，足以说明这种救弊规律的存在。然可惜的是，新学说提出的立足点既已从救弊出发，往往出现为救彼弊而流于此弊之失，从一个极端而走向另一个极端。

二、综合规律

有鉴于为救旧弊而现新弊的现象，所以有的学说是取两家之长，综合而成一家之言的，我们将这一现象命名为综合规律。王履阐述中风的"真中""类中"说即综合了唐以前和刘河间、李东垣、朱丹溪论中风病的学说；吉益南涯的"气血水"说，有可能是综合了其父"一毒"说与田代三喜的"气血痰"说；然而从综合角度出发而创立学说的医家，所择者是否为诸家所长，其择善标准为何，虽尚待推敲，但欲综合各家之长，不偏执一端的做法，是值得人们借鉴的。

三、滞后规律

医学领域中学说的出现，常在其他学科出现新说之后，医家将阐明探讨其他学科的学说引申至医学中，用以解释人体的生理病理。我们将这一现象称为滞后规律。中医学中的"阴阳五行学说"，明代的"命门学说"，皆在当时哲学思想影响下而形成，这些学说虽然名称有的做了更改，但我们仍能看出其原形。如明代的"命门学"是"理学"影响下的产物，它导源于周敦颐的"太极图说"。日本汉方医学中，这一现象尤为突出，后藤艮山的"一气留滞说"显然是在伊藤仁斋"一元气"哲学思想的影响之下而提出的。

值得明确的是，并非每一学说的出现必须同时具有此三个规律，但任何一个学说的出现必具上述的三个规律之一。

第六节　"文化圈"与"学派"

《内经》非为一时之作，非出一人之笔，它是诸多医学流派不同学术思想的汇集。这基本上已是众口一词、异口同音的，鲜有人再会对此提出质疑。然而人们却终将其视为同一医学理论体系，即统为《内经》的理论体系，致使在同一理论体系中出现明显矛盾。研究中出现不应存疑的存疑，不应否定的否定，不应校正的校正。从这一点上来说，无疑是阻碍了《内经》的学术研究，限制了《内经》理论的发展。导致这一现象的始因是在清楚《内经》已非同一医学流派著作的前提下，而没有进一步搞清楚《内经》中究竟存在着多少医学流派，其各流派医学理论的特点是什么。说到这里可能有人会立即提出质疑，《汉书·艺文志》所列医经类书籍七种，现独存《内经》，且为兵火虫蠹之余，如何能搞清《内经》中的流派或

《内经》成书前的流派？然以笔者所见，并非是搞不清楚，而是没有找到搞清楚的方法，只要找到了方法，纵然是搞不清楚流派具体的医学理论，但却可勾画出其流派的大体轮廓，然而这需要科学的方法，需要一定的时间。以笔者目前的知识所限，认为欲搞清《内经》中的学术流派，除利用现存的古文献外，更应用考古学的成果，采用"文化圈"的理论，用以分析研究《内经》中的不同学术流派。当然以"文化圈"理论来研究分析医学流派非吾之首创，日本医家运用这一理论研究医学派别已有近百年的历史，但多限于研究论证《内经》与《伤寒论》非属同一"文化圈"的产物，现在笔者只不过是提出这一观点来研究《内经》中的不同流派罢了。

考古学的发现和越来越多的研究表明，在中国春秋战国时期曾出现过不同的"文化圈"。对"文化圈"存在多少或如何命名虽然存有差别，但皆承认曾存在"文化圈"这一史实。每一"文化圈"皆有这一时期的地域性特征。春秋战国时期，由于政治、经济上的繁荣，曾出现过诸子蜂起、百家争鸣的局面。这一时期，各派林立，百舸争流，文化类型可以分为四种，即邹鲁文化、荆楚文化、三晋文化、燕齐文化。邹鲁文化对西周传统文化继承得最多，儒家经典《诗》《书》《礼》《乐》都是西周数百年文化积累而成。楚文化发生在江汉流域，它受西周传统文化的影响较小，有自己独特的风格，对中原文化持批评态度，偏重于探讨世界万物的构成起源，人与自然的关系，人在自然中的地位。三晋文化指韩、赵、魏一带的文化，这些国家对内注意改革、练兵、储粮，对外则随时注意国际交往的利弊，利用矛盾，争取外援。燕齐文化发轫于齐国稷下，后转输于燕，邹衍的阴阳五行学说后来盛行于燕。秦汉以后，全国政治统一，统治者也努力使思想文化统一，但由于封建经济是自给自足的自然经济，中国地域辽阔，有千山万水的阻隔，加上各地文化传统的保守性，思想文化上的差异依然存在。到了南北朝时期，政治、经济上的分裂，使南北两地文化上的差别扩大，学术上形成了迥然不同的风格。直至隋唐，学术上的地域性差异仍未泯灭。这些文化上的差别与特征，不正为我们划分《内经》中不同学术流派提供了依据吗？医家多生活或行医于某一区域，因而必受此地文化的熏陶，限于客观条件，以当地的思想文化解释医理亦成必然，而在不同文化背景下产生的医学理论亦将不同，不同医学理论的传授必将形成不同的学术流派。

然而有关"文化圈"的理论，一直未能得到中医界的重视，人们总是将中医学流派的研究置于同一"文化圈"之下。若长沙马王堆出土的《阴阳十一脉灸经》《足臂十一脉灸经》，因其有脉无穴、无五行，虽涉及一些脏腑，却无经脉内系脏腑的概念，亦没有四肢和内脏由经脉相联系的记载，因此研究者们便将其视为早于《内经》时代的产物，竟丝毫不去考虑这是否为不同"文化圈"下的作品。医书中言阴阳五行者莫过于《内经》，而首将阴阳消长、五行相胜配合起来的却是阴阳家，邹衍乃这一学派的代表人物，这一学说主要盛行于齐燕，而长沙马王堆当时却属于楚文化的"管辖"。在人们的思维中似只有时间先后的概念，却缺少了同时而空间不同的考量。对《内经》脏腑数目不同的记载，早在王冰时代既已认识到自相矛盾，但注家却缠绕迂回，曲意成说。现虽有人考虑到出现这种矛盾的原因可能在于时间的先后，认为"九脏"于前，"十一脏"继之，"五脏六腑"居后，但仍未突破时间先后的疆界。这主要是因作者仍将《内经》作为同一理论体系，作为同一医学流派的著作。其实"九脏"之说显系周文化的影响，《周礼》"参以九脏之动"即是其明显而有力的佐证；而"十一脏"与《灵枢·本枢》《灵枢·阴阳系日月》所提及的"十一经脉"，数目皆为"十一"，且脏中少"心包"，脉中无"手厥阴心包经"显然出自同一医学流派的医家之手。这与马王堆出土的"十一脉"在数字上是多么的吻合，这种吻合很难以"巧合"解释吧？此二者很可能是不同时期同一"文化圈"内的产物。又《素问·灵兰秘典》论"十二脏之相使、贵贱""凡此十二官不得相失""主不明则十二官危",显然带有孔子"君君、臣臣"的鲁文化特征,这与"十一脏取决于胆"显然是两种理论体系,而释者多将其纳于同一理论体系中去论说,其结果只能是众说纷纭,莫衷一是。又《内经》诸篇对动植物的五味归属、三阴三阳气血多少、时辰与脏腑经脉关系的认识,明显相左者不胜枚举,此又岂能为同一医学流派所为。其实有关《内经》中存在着不同的理论体系,《内经》本身既已告诉我们,只是我们未能注意或者说未认识到罢了。《素问·异法方宜论》明言:"故砭石者,亦从东方来……故毒药者,亦从西方来……故九针者,亦从南方来。"但我们只是将其理解为"因地制宜"而没有进一步探讨。既然不同的治疗方法兴起于不同的地域,那么就应有以不同思想文化解释医理的可能,不同文化思想产生的医学理论必然有别。当然在此我们不能将《内经》所言的方位即认为是现在所指的方向,因写作者所处地域不明,且这种方位的概念似亦进行了"五行"配属。说到这里,不得不说几句有人早已发现的一个现象,《内经》的主要内容或主要篇章究竟在论述什么,其独于针对病证的具体处方却忽略不详,两书中可指者不过 12 方,为什么皇甫谧将其稍加变化即成为针灸的专书?对药物论述殊少者已自不待言,即已言方中的药物为什么无五行配属,制方原则中亦无五行的论述?这能是同一理论体系内的产物吗?

徐大椿在作《难经经释》时既已发现《难经》与《内经》存在着差异,认为"其说不本于《内经》,而与《内经》相发明者,此则另有师承,又不得执《内经》有议其可否"。任应秋教授亦早就发现:仅现存之《素问》就采用了二十多种古医经,这些古医经的名称是《五色》《脉变》《揆度》《奇恒》《九针》《针经》《热论》《上经》《下经》《阴阳》《从容》《脉法》《脉要》《形法》《本病》《阴阳十二官相使》《金匮》《太始天元册文》

《大要》《刺法》。此外尚有称经称论而不知出处者。这些古医籍的全部内容我们现在是看不到了，但谁敢肯定这是同一"文化圈"内的产物呢？其理论体系又是否相同呢？多年来，"人与天地相参"的整体观一直被视为是《内经》的唯一观点，殊不知于《内经》中尚有"天人相分"论，这一点已被车离教授的研究证实。在《内经》中"阳贵阴贱"的重"阳气"思想背后，又恰恰有"阴阳对等"思想的存在，这显又非同一理论体系中所能共有。

至于《内经》中究竟能分出多少医学流派，各医学流派的特点是什么，是笔者目前无力也无暇问及的，但《内经》汇集的是诸多医学流派的"医学论文"是无疑的，它决不是同一"文化圈"内的产物。尽管编集者对其进行"统一体例"，但仍能从中窥出蛛丝马迹。《内经》汇集成篇的时间应在秦统一中国，实行车同轨、书同文、行同伦的政策之后，但这里并不否定有的篇章成于先秦，也不否认存在秦以后医家的补充。在此再讲几句与本文无关的话，即鉴别成书年代不应仅仅立足于语言风格、字词字意、医理的精细程度。因语言风格因地而有异，用字词者亦可能为整理者为照顾当时人们习惯而加以"翻译"，这只是整理的时间，而不一定是成书的时间。医理精粗与否虽可能有一种先后关系的存在，但不同的地域文化水平、科学技术同时代亦有差距。

参考文献

[1] 李伯聪 . 扁鹊和扁鹊学派研究 . 西安：陕西科学技术出版社，1990

[2] 木宫泰彦 . 日中文化交流史 . 北京：商务印书馆，1989

[3] 任继愈 . 中国哲学发展史（先秦）. 北京：人民出版社，1983

[4] 任应秋 . 中医各家学说 . 上海：上海科学技术出版社，1980

[5] 车离 . 探求思想轨迹 . 北京：中国人民大学出版社，1992

第七章

尚待商榷的结论

第一节　古方派得失谈

本文曾反复强调，江户时期的古方派并非有得无失，就其所得早已详诸他篇，唯对其所失则迟迟未论。那么古方派究竟失在何处？其所失的原因是什么？笔者以为其所失的原因主要导源于认识方法论上的欠缺以及当时客观条件的限制。

一、以古为准的世界观

古方派医家为排斥金元医学，问鼎医道本源，在求索秦汉旁及隋唐古籍的同时，渐渐形成了以古典为信仰的世界观。这一观念的形成，无疑会导致以古代为标准来衡量当时的医学理论。古之有者今应有，古之无者今应无，否认医学理论的发展与医疗经验的积累，将医学视为静止不动的，这无疑犯了崇古贬今、今不如昔的错误。不能否认金元医学较秦汉医学有所发展，尽管发展可能未沿袭秦汉医学的轨迹，但其发展是难以否认的。秦汉时的医学理论和金元时的医学理论虽然存在着很大的差异，但都是对客现事实认识的接近，不应因两者差异的存在而轻易否定某一方，也不应因两者在认识方法上出现了变迁而对金元医学予以全面否定。由于这种否定，使得金元医学中有价值的经验和理论遭到"冷落"。

二、狭隘的经验论

古方派医家一切以实证为先，将临床疗效作为检验医学理论的准则，对凡看不到的东西皆不予承认，这无疑在过分强调经验的同时，陷入片面，夸大了感性经验的局面，古方家的这种认识方法含有某些狭隘经验论的因素。将实践作为检验理论的标准无疑是正确的，但对所有的医学理论均由自己检验是不可能的，对其他医家经验均轻易否定无疑亦是错误的。由于古方家过分强调经验的重要；一切以眼见为实，对不可感知的东西皆不予承认，导致了医学研究上的轻理重术之风，许多有价值的理论亦被遗弃。

三、自然科学限制

日本江户时期自然科学的发展是十分落后的。就医学而言，虽然有一些解剖书籍的传入，山胁东洋诸人复在日本行解剖之法以睹脏腑之实，但皆不过粗略的大体解剖，欲以此来解释医学，阐明人体的生理、病理是远远不够的。当时的其他学科尚不能提供医家进一步探索人体奥秘的仪器，使得医家难以进行更为深入的研究，医家虽已见脏腑结构，但结构 - 功能之间的关系尚不清楚，这难免使以"眼见为实"的古方家否定了医学中一些极有价值的理论，即便是科学发展到了今天，人们亦不能将人体内的复杂变化一览无遗。

古方派除上述认识观和自然科学限制所导致的欠缺外，亦不乏自以为是、是己非人的倾向，由于其欲全面否定金元医学立场的确立，抗拒金元医学敌对情绪的形成，使得古方派医家拒绝接纳金元医家的合理内核，或对其进行轻易贬损。为使自己的理论独立于金元医学之外，又不得不创立一些繁琐艰深的概念，其结果是越求自己的特异，反使自身的理论结构出现矛盾，若古方派医家于当时能汲取金元医学的合理成份，说不定其所创的理论会更趋完美。

第二节　论医家的学派归属

有关学派的划分已是聚讼不休，医家的学派归属更是纷乱难理。考以往医家之学派归属，多重师承而略变化，重影响而轻动机，着眼于医家所采用的研究方法，忽略了医家的知识结构及医家所处的时代，未探求医家的目的与动机。这些现象不仅存在于日本的汉方界，即便于中医界亦同样存在。

一、师承与创新

师承关系的存在，虽可使师徒学术观点相同，然即使有师徒关系存在者，也未必皆属同一学派，师徒学术见解大相径庭者俯拾皆是。丹溪受河间之学于罗知悌，以理而论，当属河间学派无疑，而却变成丹溪学派的创始者；和田东郭受古方之理于东洞，却不传东洞衣钵而转入折衷；龟井南溟师事东洞，因与其师观点不侔反骂詈古方。可见师承授受决非决定医家学派归属的唯一条件，因师徒见识未必相同，对医学理论的理解亦见仁见智，在承认其有继承的同时，亦应注意到创新。

二、方法与动机

在医家的学派归属上存在着重方法而轻动机的倾向，主要体现在中国汇通学派及日本汉兰折衷派。将王清任列入汇通，主要是因王氏观察了脏腑真相，绘制了脏腑之图，但王氏未采西说之理，其动机在睹脏腑之实，这种观察脏腑的方法早已见诸《内经》，若仅以方法论《内经》亦岂非汇通派之始祖？日人山胁东洋少读《伤寒》，从师艮山，唯因怀疑古书中所述脏腑真相，行剖獭解人之法，竟成汉兰折衷之祖。然东洋此举并未脱离古方家求实思想的指导，医论治术中亦乏兰医之理，一以仲景为本，此乃重方法而轻动机矣。我们不能将研究方法或手段相同者归属于同一学派，应看医家在何种思想的指导下行此方法，其动机是什么。

三、后世与当初

在医家的学派归属上，存在着立足医家对后世影响而忽视医家初心的倾向。不否认在山胁东洋影响下，日本出现了大批汉兰折衷的医家，也不否认王清任著《医林改错》曾引起轩然大波，但此皆为对后世的影响而言，并不能代表医家的初衷，很难想象对荷兰医学唯知一鳞半爪的山胁东洋是如何折衷汉兰医学的，也难想象连西医书皆未尝见过的王清任如何汇通中西之说？若言清任久居京城必睹西书无疑，清任何苦求脏腑历 42 年之久，既窃西说又不如西说之详，诸如此者难一一述及。一个医家的知识结构早已限制了其思想，控制了其认识能力，凡欲折衷或汇通此二说者，必须具有二说的知识。

医家的学派归属实纷乱难理，如何划分均难可人意，这主要是因医家所做的工作太多，涉猎内容太广，若能就其主要，以学术思想认识方法为根干，更求知识结构、时代关系以相辅，庶几无大偏差，切勿拘于师承、手段。

第三节　怀疑·扬弃·创新

大疑则大进，小疑则小进，无疑则不进。若持此语以观中日两国医药学的发展历程，则不禁拍案称奇。中日两国医药学史上的几次突变、几次飞跃，何尝不有怀疑的因素孕寓其间呢？若无对《和剂局方》的怀疑，则不会有金元医学的出现；若无对金元医学的怀疑，古方派在日本则无由兴起；医家若不首先怀疑并继而认识到伤寒与温病的治疗有别，则不会另辟蹊径，创立适用于温病的"卫气营血""三焦"辨证体系，此足可窥怀疑在医学发展中的作用。

那么是什么原因导致了怀疑思想的出现？怀疑又是怎样促进了发展、导致创新呢？引起人们怀疑的原因有多种，并在一定的条件下产生。即可言：凡已有的理论不足以解释目前的现实，或与客观事物相矛盾，皆可成为人们出现怀疑思想的根源。而怀疑思想能否形成，却受到来自社会的政治、文化、制度的左右，即怀疑思潮的出现必须有与其相适应的社会背景。怀疑思潮一旦出现，必引发人们探求客观事物的"好奇心"，以求对事物进行圆满的解释。为满足这一愿望，人们不得不进一步研究事物的本质，探讨其内在规律，当研究结果证实现有理论确不能反映事物的本质与规律，就导致了对现有理论的否定或扬弃，从而创造出一种新的理论。

这一以怀疑为开端，以创新为结果的过程，在医学领域是如何循环的呢？还得回忆一下古方派医学理论的创立。古方派的形成，虽不可尽说导源于日本文化思想界的古学运动，但毕意与其有着某种关联，并受到其影响。日本汉医界所流行的学说百花纷呈，一是难衷，诸说并存，相互抵触的现象不能不引起古方家的怀疑，使医家不得不思考"究竟何为医道本源"这一命题，为达到这一目的，古方家上索秦汉，旁及隋唐古籍，以求医学之真谛。在研究过程中，古方家发现金元医学已脱离了古代医学的轨道，为力挽狂澜，古方家对现行理论进行了扬弃或否定，创立了与现行理论迥异的新学说。中国温病学派的兴起，同样是基于医家应用疗伤寒方无效或鲜效的情况下，引起了医家"温病可能不同于伤寒"的怀疑，通过临床验证，而创立出有异于伤寒辨证的温病理论体系。

怀疑虽打破了昔日的信仰，否定或扬弃了旧的理论，但却使人们有了新的追求，为通向新的信仰架起了桥梁。怀疑是医学发展中的起因，是发展的媒介，然而这种怀疑思想在古代的中医界终未能得以提倡，尊古崇圣的思想一直占据统治地位。思想上的禁锢，难说不是中医学发展缓慢的原因之一。怀疑虽为创新奠定了基础，但并不因此主张无端的、扩大化的怀疑，怀疑是应有依据和前提的。

第四节 "辨证论治""方证相对" 在认识思维上的异同

"辨证论治"是中医认识疾病和治疗疾病的总则。所谓辨证，就是将运用诊法所收集到的资料——症状与体征进行分析、综合，辨清疾病的原因、性质、部位及邪正之间的关系，概括、判断为属某种性质的证；所谓论治，就是根据辨证的结果，确立相应的治疗原则与方法。

"方证相对"是以仲景所言"随证治之"为理论依据，由吉益东洞首发，后经古方家逐渐完善的汉方医学理论，现可概括为：治疗疾病，但求"方证"与"病证"相吻合，"方证"与"病证"存在着一种"锁钥"关系，若两者相似或相合，则可径用该方。它要求医生准确无误地收集病人症状，并熟练掌握方与药的主治证（包括症状）。

这是两种相异的理论体系，但又有着某些相同。两者的共同之处都要求无误和无遗地收集症状，都要求使方证与病证相应，但方药的使用以何为依据或前提，则有着根本的不同。辨证论治是将"辨证"的结果作为用药依据，而方证相对则径将所收集的症状作为处方的前提；辨证论治过程中，运用了分析、综合、判断，而方证相对则省却了这一理性认识环节，从所感知的症状，直接进入了判断。两种不同的"前提"观成了医家争论的焦点，各是其说。若我们从认识论的角度去审观，则会发现这是一种"唯理论"与"经验论"之争，方证相对重视"经验"，而辨证论治更侧重"理性"。辨证论治承认理性认识是对客观事物的真实反映，感性认识是靠不住的；方证相对恰恰与此相反，它认为只有感性经验才是客观实在的，而理性认识不过是纯粹的名词概念而已，且在由感性认识上升到理性认识过程中，包涵着大量推理臆测的成份，故理性认识是令人难以相信的。两者究竟孰优孰劣？首先，我们应该看到辨证论治是将所收集的症状进行了"抽象"概括，它确实有助于真相与假象的鉴别，有助于主次因素的区分，有识别基础和派生的作用，但这关键要看这种"抽象"是否科学，是否正确，是否能真正地反映疾病本质，限于当时的历史条件，这种"抽象"和"推理"虽有大量天才的猜想，然不能否认其中含有主观臆断；而方证相对将病证与方证一一对应，选择与病证相近或相同的处方，则显无推理臆测之嫌，但却不利于"真假""主次""基础与派生"的鉴别，尽管其更接近客观实际，吉益南涯所以有"气血水"理论的提出，即出于这种考虑。

辨证论治与方证相对在思维方法上亦有不同。辨证论治侧重于逻辑思维方法的运用，即从某一前提出发，遵循推理程序，沿着一定的方向，推出结论，构成了中医学"理-法-方-药"的体系；而"方证相对"则侧重于非逻辑思维，形象思维与直觉在其中起到了主导作用，它有直感性的特征，这种直感性表现在疾病即为"症状"，运用觉察到的症状进行概括，构成"方-证"的治疗体系。这两种思维方法皆具有创造性特征，皆有所长，但同时也都不是完美无缺的。离开了形象思维，逻辑思维将变成纯粹的抽象，不是反映现实的科学思维，同样，离开了逻辑思维的形象思维就会变成纯粹的例证。在此需要指出的是，"辨证论治"与"方证相对"在认识与思维方法的异同是相对的，仅是一种倾向或侧重，而非指辨证论治中无"经验"，方证相对无"理性"。

第五节　医学理论的时代性

综观中日两国医药史，则会发现一个奇怪的现象，即每一时代的医学理论均有其时代的文化思想特征，甚至可言，每一时代皆有这一时代的医学理论与学说。

临床观察只能获取对疾病或药物的感性认识，欲上升至理论或学说必须进行科学的抽象，限于当时的历史条件，医家不可能观察到人体细微的变化以及药物于体内的吸收、代谢、输布，不能具体阐明结构与功能间的关系，只能据有诸内形诸外的原则，推测疾病演变与药物机理，为此不得不借助当时社会上公认的"理论"进行论证。然而每一时代皆有每一时代的"公理"，这一"公理"受着自然科学的影响，与当时推行的社会制度、社会思潮密切相关，特别是独尊的"官学"，这就难免使医学理论蒙上时代的色彩，印有时代的烙痕。理学在医学的渗透，体现了宋明时代的医学特点；医学研究中大量考据、注释书的出现，为清代医学的特征；日本古方派的医学理论显然带有伊藤仁斋、荻生徂徕的哲学气味，体现了江户中期的时代性。

在中国漫长的封建社会中，统治者必然制定足以维护其统治地位的社会制度，推行能为其统治服务的哲学，而这些哲学思想被医家接受并引申至医学理论中，尽管其已经被医家改造且赋予了新的内涵，但就其本质而言，医学并未独立于哲学之外，仍保持自然哲学这一自然科学的特殊形式，医家不敢提出与官方哲学思想相违背的医学理论，纵然提出亦必言"先圣已云"等，这无疑禁锢了医家的思想，放慢了医学发展的步伐，但这并不意味着笔者欲全面否定哲学对医学发展的推动作用，也不意味着否定哲学思想运用至不同的领域会起到不同的效果。

认识医学理论有其时代性的特点，对医学研究者有极大的帮助，它能帮助我们进一步理解医家的学术思想，领悟其实质，使研究者能更好的还原其本来面目，它能帮助我们鉴别古籍的真伪；医学有其时代性的特征，又要求医学理论研究者需具备良好的文、史、哲基础，这才能站在当时的历史条件下去研究、发掘、评判，无论多么有价值的理论或学说，若脱离了当时的历史环境，皆可变得一文不值；医学理论具有时代性的特征，又提示我们需借助新的科学技术与方法去研究医学，但同时应时刻警惕的是古今医学理论的"不可通约性"。

第六节　"政令"与"治法"

无论是奴隶社会或封建社会，也无论统治者采用什么政治制度，欲求政权巩固或国家安定的目的都是一样的。只是在不同的历史阶段、不同的社会背景下，统治者曾使用不同的手段或方法罢了。若我们将统治者曾实行的"政令"和中医学中的治法、治则相类比，就会发现二者的相似或相同之处。中医治疗疾病欲求阴阳自和的原则和统治者欲求"国泰民安"的目的，在思想上有着一致性，而治病方法的"攻"与"补"取决于病人的具体情况和统治者在不同历史阶段施以不同"政令"，又可以说是相似或完全相同。中医之所以会有"攻""补"的概念，可以说与"政令"有着密切的关系，若有区别也只是在时间出现的前后，或治国与治人的差异。

春秋战国时期，在不同的区域，不同的社会环境中，各国的统治者曾推行实施过不同的"政令"。《史记·孟子荀卿列传》在记述这一时期的情况言："当是之时，秦用商君，富国强兵，楚魏用吴起，战胜弱敌，齐威王宣王用孙子、田忌之徒，而诸候东面朝齐，天下方务于合纵连横，以攻伐为贤。"在此我们应特别注意"以攻伐为贤"五字，即于战国时期"以刑去刑""以法去法""以战去战""以兵去兵"的主张已成为一种"时尚"，认为无严刑峻法或不战胜弱敌则天下不能太平，国家难于安定。孙膑于《孙膑兵法·见威王》中明确提出"战胜而强立，故天下服矣"及"以兵绳之"的主张，认为欲实现中国统一和国家太平只有通过战争才能解决。针对法家的严刑峻法和兵家的"以兵绳之"，孟轲从长远的利益出发，力倡"仁政"之说，企图通过实行"仁政"实现国家的长治久安，尽管其说在当时被认为是不合时宜，但其却四处游说，故其影响是显而易见的。"尊王贱霸"是孟子"仁政"说的基本主张，提倡"以德服人"的王道，反对"以力服人"的霸道，故"贵民"成为孟子"仁政"说的核心。观孙膑与孟轲对国家安定与否的原因认识，一者主外，即外来战争的侵略，一者主内，即国家所实施的"虐政"，主外者必言"以兵去兵"的争战，主内者必唱变"虐政"为"仁政"。这与中医学探讨人体发病与否是因"正气"或"邪气"的问题上有着一致性的思想，主"正"者必言补益，主"邪"者必论攻邪，然而主"正"有补阳、滋阴之分，这又恰与中国哲学思想中的两大派别或两大系统相吻合。古代哲学思想中有"贵阳贱阴"与"贵柔守雌"两种截然不同的观点，前者首推《易传》，后者当为《老子》，故凡倡"补阳益气"为主者皆以《易传》为依据，言"滋阴养血"为先者必以《老子》为根基。然因《易传》是儒家的经典，故"阳贵阴贱"的思想略占优势。

随着社会的前进，历史的变迁，统治者渐渐发现，仅以"法治"争战或单凭"仁政"治国皆有一定的弊端，渐产生欲使国泰民安，必须将两者进行合理调整，这便出现了荀子以法治充实礼治的认识观。这和古代医家经长期的临床摸索而知单攻独补的危害，总结出"攻""补"并存的过程是多么地一致。然而是医家的思想先于政令，抑或政令先于中医学中的治法，笔者则倾向于后者。因统治者制订的政令多源于儒家、法家、兵家的思想，此诸家又被尊为"显学"，其思想属古代哲学范畴，而医家为古代自然科学家，故其无论采取什么态度，亦必在当时哲学思想的主导之下。

第七节　"复古"旗帜下的图新

倡导"古疾医""古医道"，充斥于古方派医家的著作，若人们真以为古方派医家欲将医学回归至遥远的古代，那可真是大错而特错了。古方家所倡导的"古医道"非但不为复古，相反却是在图谋一场医学上的"革新"，只不过是以"复古"的旗帜作掩护，将古圣先哲作为"挡箭牌"而已。

人们不禁要问，古方派为什么要以"复古"的旗帜作掩护？为何不直接打出革新的旗号呢？这是有着深刻的历史原因的。我们知道江户时期的日本仍处于封建社会，儒学占有统治地位，甚至可以称作"官学"，然而这一时期的儒学是宋明理学，但随着自然科学的进步，人们对客观事物认识的加深，渐渐对宋明理学产生了怀疑，进而欲否定这由来已久的传统观念。然欲否定之必有依据，这一依据又不能是自己的发现或发明，必从前贤的经典中去寻找，儒家有一条约定俗成的信条，即"法必先王"，即古已有者始为正确。这一规定从儒家创始之初即已确定了。孔子将维护《周礼》视为自己的神圣使命，倡导"克己复礼"为"仁"之说，然"复礼"与"法先王"是一种"尚古"，从而形成万事皆应以古为准的世界观。"复古"是儒家的最大特点，也是判断是非的准则，只有提出"复古"才能起到名正言顺、言顺事成的作用，为此古方派医家多倡《周礼》"疾医"之论，以《周礼》所言古"疾医"自居，借以标榜自己的古朴与正统，以求世人的认可，从而进行否定金元医学、开创日本汉医学的运动，欲实现从"求理-求实"医学模式的转变。

长期以来，人们对古方派曾有过诸多的定义，做过若干特点的总结归纳，若上升至哲学高度去认识，就会发现古方派医家无一不以"求有形"的"唯物论"和"经验论"去衡量事物的是非曲直，其将感性认识视为最真实与最可靠的，其排斥思辨，反对理性认识，认为那不过是猜测臆说。在此我们应清楚地看到，封建社会所产生的哲学，特别是在自然科学十分落后条件下产生的哲学，虽然也有着"唯物""唯心"之分，但这种"唯物"决不是现在的"唯物主义"，"唯心"与"思辨"也非现在的"理性认识"或"逻辑推理"，古代与现代之间的哲学存在着质和量的差异，故我们不能将此二者等同，亦不能有"经验"者必先进，"思辨"者必落后的认识，古代有关"经验"与"思辨"的争端，在认识论上来说，终未越"盲人摸象"之篱落。到了现在，想必无人再去争论"感性认识"与"理性认识"的孰轻孰重，那么我们对过去的"经验"与"思辨"又将如何评价其谁是谁非呢？

　　只要有人类或更高级的"外星人"存在，科学的发展将永无止境，人们对客观事物的认识将逐步加深，科学不会形成不崩的巅峰，只能向巅峰逼进，而且通向巅峰的途径又非只一条。

醫範

南涯吉益大先生著述

岩田先生校正 并附錄著

附 非 方 議

答 武 藤 生

醫道二千年眼目篇評合冊

西說醫事辨

陰陽與神經同辨

次写的"开题报告"我看了两遍，提一些意见供你修改时参考：

1.题目：应体现中医传至日本，日本形成古方派的渊源和它的特点。

2.不要用"语录"的句子写文章。要把问题讲清楚，用分析方法，不要用结论方法。

3.中医传到了日本的途径：①朝鲜；②......；③留学生，都要找出公元多少年，传入......什么书，为什么学术？鉴真和尚东渡带去的......等等、这些是历史事实、也是日本接受汉......的渊源。

4.日本接受中国医药学以后，在什么时期和年代，又受到什么思潮影响......，逐渐分出不同的学术见解和不同的临床主张，对中国......医学发展了什么，倒退了什么？要客观地，实事求是的写，这就叫历史唯物主义观点。

5.日本古方派的优点分缺点，在哪一方面超出了中国，而又在哪一方面不如中国，做医者努力的客观分析，得出令人肯定的结论......

下 篇

第一章

古方派的先驱者——名古屋玄医

名古屋玄医（1628—1696），字富润，又字阅甫，晚号丹水子。宽永五年（1628）三月二十一日生于京都，家居宜春庵。其父宗怡，母石井氏，石井氏生一男二女，二女皆亡，只育玄医。据《丹水家训·序》言："先生生孩多病，弱龄而足不良，又颇口吃，性好读书，受业于羽州宗纯，覃研尤长乎《周易》、筮仪，迨壮也，学医慨然，有立志，将老而腰脚瘫痪，两手痿痹，既成废人。"但力气不减，精力充沛，从事著述，直至晚年。元禄九年（1696）四月十八日辰刻病殁，享年 69 岁。葬于京都市净寺通一条上的净福寺。玄医一生，著述颇丰，仅墓石上载，编述十三部，家藏二十部，而其未脱稿者甚多。

第一节 学术渊源

玄医之师虽无定说，但在其所著《金匮要略注解》中有"吾师福井虑庵"之语，福井虑庵是曲直濑玄由的门人，名古屋玄医之"玄"字即来自曲直濑玄朔一门之名。玄医之师初赐其"玄怡"之名，为避父讳而改称玄医，就玄医的学术源流，诸家有着不同的见解，自富士川游《日本医学史》认为玄医学说是在喻昌《伤寒尚论》《医门法律》基础上发挥而成后，玄医之学术渊源本于喻昌似成定论。然而我们仔细研读一下玄医著作，就会觉得此种提法的片面。花轮寿彦先生经多方比较后得出：玄医学思想源于张介宾、喻昌、程应旄三家。这一结论的得出，无疑将玄医的学术本源扩大了，但若从全的角度看，仍或有失，因为玄医所引书目远不止此，推崇者远非三家，若从细的方面看，对在哪些方面发展了此三家之说又乏详细说明。笔者通过学习玄医著作于国内见存者，初步得出玄医的学术思想一本《内经》，且博采众长，对别人研究成果有利于自己观点者皆予以吸收。《医学愚得·医学愚得提要至论》中明确论述："医杰隽者为谁，河间、东垣、丹溪等是也。此等皆误则依谁？曰依经，经言邃矣，远矣，故难得其旨，所以难得者何也？解者不熟读周篇，或得一言一名而以己臆见作之解，引以立论而误后世……"《纂言方考》自序言："朱丹溪曰：'非《素问》无以立论，非本草无以立方。'孙真人曰：'论人者，质之天，论天者，质之人，又不知《易》不可医。'此言也，常熟耳，故我自志于医互取读焉，兹发明于去岁，即行年四十而知三十九之非。然因览张介宾类注，薛立斋医案，而三典之义似有所得者，又始知《内经》一言一句暗和《易》之抑阴助阳之义。"可见玄医学术思想本《内经》无疑。然而玄医所谓一本《内经》亦有所重，所重者即《素问·至真要大论》。玄医本《内经》并不是毫无原因的，因在《内经》特别是"至真要大论"中有一显著的哲学思想——"贵阳贱阴""天尊地卑"，那么中国医家中凡有此思想者，势必均成为玄医所引证的对象，并推崇有加。由于玄医以《内经》为本，并以《周易》的哲学思想为基础，形成了玄医特有的认识方法。

第二节　思想与认识方法

　　我们不能忽视一个人已有的知识结构，特别是对一门学问研究有素时，因为它将影响人们思想的形成，导致认识方法的差异。人们习惯于用已知的来认识未知，用已有知识来解释未知的事实。我们不能忘记玄医在习医之前既已"覃研尤长乎《周易》、筮仪"，那么可以说《周易》"贵阳贱阴"的哲学思想已在玄医的头脑中根深蒂固。以此思想复观《内经》，必将与《内经》"阳气者若天与日"产生协音，而后以此为标准来衡量其他医家的是非曲直。在研究《内经》的医家中，深邃易理者莫过于张介宾，其"撷易理精义资医学变通"远非他家所能及，所倡"阳常不足"，以真阳喻日，必为玄医所称许。思想认识上的相同是玄医推崇张氏的主要原因。其实玄医所尊崇者何止介宾一家，凡属温补学派诸人，皆为玄医推崇之对象，若赵献可、薛己等。因这种思维方式的形成，认识方法的确立，凡不合乎其标准的医家势必成为其攻击与排斥的对象。朱丹溪"阳有余阴不足"的生理、病理观，滋阴泻火的治疗观，显然不合《周易》《内经》"阳贵阴贱"之旨，必被斥无疑。虽然以温补脾土为主的李东垣，因有"火与元气不两立，一胜则一负"之语，并将阴火视为"元气之贼"，也受玄医非难。刘河间"火热论"专主火热为病，以清热泻火为治，更成为玄医攻击的重点。不仅对后世医家的攻击如此，即使是《难经》亦因有"泻南方、补北方"之语，而被斥为一端。"阳贵阴贱"的认识思想在玄医医学思想中处处得以体视，且表露无遗。

第三节 医学观

一、寒邪为先的病因观

阳气为一身之本，人身所重者唯此为贵，而伤阳气者莫甚于寒，所以寒邪是导致人身疾病的最根本原因。玄医的《医方问余》中反复强调了这一观点："万病皆莫不生于风寒湿，细分则风寒湿三气也，总言则只一个寒气耳。寒气之伤人也，因阳气虚也。阳气何？元气也。元气在何处？内而命门心肺，外而腠理。腠理即三焦也。故人伤寒气，上中心间，则生咳嗽、吐血、心烦，下中命门包络，则奔豚、动气、梦遗、便血，中三焦六府，则泄泻、腹痛、水肿胀满也。"此不仅强调了寒邪在人体发病中的作用，而且进一步指出了寒邪所伤部位不同病证表现之异。在此，我们不妨将玄医之语与喻昌《伤寒尚论》所谓四时外感"以冬月伤寒为大纲，伤寒六经中又以太阳一经为大纲，而太阳经中又以风伤卫、寒伤营、风寒两伤营卫为大纲"相比较，其重寒邪为病的思想竟如此相似。若我们再向上追溯，更可发现《伤寒例》中所引已佚《阴阳大论》"其伤于四时之气皆能为病，以伤寒为毒者，以其最成杀厉之气"，才是玄医认为万病生于一寒气的本源。玄医"总言之则一寒气"的发病观，今多被认为是后藤艮山"一气留滞说"的基础，其实则不然。玄医的"总言之则一寒气"的病因观，乃是强调寒邪在发病中的作用，突出阳气在人体中的重要性，和后藤艮山将疾病的发生皆归结于"一气留滞"是有原则区别的，而今人多拘于表面之相似，而误以为相同。

二、补虚助阳与对症治疗观

1. 补虚助阳

既然疾病因阳虚而伤寒，补虚助阳自然成为玄医治病的主要法则，温补之法必为其首务。《医方问余》云："是故不治病处而惟治虚，药力足而诸症自除，经曰'不治其虚，何问其余'是也，先能治虚而后宜问其余病处而治之。"首先强调了补虚法的重要。然而欲行温补之术则必明温补之理，若无病与温，或热病妄温，非特不能助阳反致阳气发越，自消自散。同时助阳之法，亦非温补一术。寒凉之品，亦有收浮阳而达助阳之功，故宜知之。寒凉之品有收浮阳之力的提出无疑是取义于仲景的通脉四逆加猪胆汁方义。玄医晚年，治疗上重视阳气的思想愈为强烈，乃至明确指出："治病当偏以助阳气为主，张介宾曰'一分阳亏则病，阳尽则死'，故我常以参附莫舍焉……"治久病者，言大便如常，则用参附类，以大补脾气。"❶但在元阳散脱之时，用参附宜审慎而行，以免火爆而死。

2. 对症治疗

玄医治疗上的另一大特色为对症治疗。《丹水家训·家五训》言："我用药不问病本寒热虚实，用治所苦之药与之……头痛治头痛，腹痛治腹痛，咳治咳，喘治喘，皆随仲景法。"充分体现了玄医对症治疗的思想。玄医于此所言"随仲景法"，大概是从仲景方加减法中受到的启示。因在仲景方剂加减中确有某些规律可循，若咳者多加五味子、干姜，小便不利者必用茯苓，呕吐者多与生姜。玄医这种头痛治头，腹痛治腹的对症治疗，贯穿于《医方规矩》的始终，若头痛用川芎、川乌头或厚朴，寒热以芍药、桂枝、麻黄，而不论引经，从根本上否定了药物"引经报使"。玄医的对症治疗可能是后来吉益东洞"方证相对说"及鹤元逸否认药物有引经报使作用的导源。

补虚助阳与对症治疗是玄医治疗上的两大特点。此二者初看起来又似矛盾，既言治病当补阳气为主，何以又不问病本之寒热？但如果我们看一下玄医对症治疗时所用之药，就会发现仍是以温阳补益散寒之药物居多。

三、扶阳抑阴的制方观

因玄医治病以助阳气为主，以祛寒邪为要，故在其制方中亦体现了温补为先的组方原则，如自制保元汤，由白术、人参、黄芪、当归、桂枝、生附子六味药物组成，用以治疗中风，脾肾素虚、元阳衰微、不胜风寒、卒然昏冒、不省人事、半身不遂。并自释方义云："白术附子《局方》术附汤也，去湿痹莫先于此；人参附子丹溪参附汤也，盛元阳莫长于此；桂枝为君去风寒，当归微温盛荣血，不受寒惚，是去风大补元气，健脾肾，则无不愈之理。若禀火盛，肾气易动而燥者，宜加芍药、地黄；气虚弱者，宜加干姜，元阳一复则风自去，故以保元汤名之。"❷ 对中风病玄医所以组制此方，应归结于玄医对中风病病因的认识。玄医以前，中国医家对此病的发生已有多种学说，若刘河间的"心火暴盛"，李东垣的"正气自虚"，朱丹溪的"痰湿生热"，王履的"真中""类中"。玄医并未从此说，仍本唐以前之说，从外风立论，认为此病之发生是因"元阳虚而伤风寒"所致，故制保元汤，内补脾肾，外逐风寒。若再观玄医所制治疗泄泻的逆挽汤，治发热恶寒、恶风头痛的和解汤，治疟的祛邪汤，治风湿泄泻的建中汤等，皆体现了玄医组方崇尚温补的特色。

四、活用仲景方药

1. 用方特点

玄医对张仲景推崇备至，治病多本仲景之方增减出入，若治呕吐以大半夏汤加干姜、附子，治黄疸用桂枝汤加茵陈，治腰痛用桂枝杨加杜仲、独活、川乌。特别引人注目的是玄医对桂枝汤的运用，其应用病种之广，加减变化之多，真可谓到了无以复加的地步，是中外学者难以企及的。仅《医方规矩·妇人门·产前门》13 种病证的治疗，应用桂枝汤竟达 12 种之多，具体如下：

调经：家法桂枝汤加阿胶、川芎、当归，诸证皆相同，或虚弱者加人参、白术、干姜。

经闭：家法桂枝汤加延胡索、川乌头、干姜。

崩漏带下：家法带下桂枝汤加阿胶、艾叶、川芎、当归，崩漏加人参、白术、阿胶、附子、山药。

虚劳：家法桂枝汤加麦门冬、五味子、麻黄、杏仁、桃仁，胃虚弱加人参、白术、干姜。

安胎：家法桂枝汤加白术、黄芩，虚弱者加干姜、人参。

恶阻：家法桂枝汤加半夏、干姜。

子烦：家法桂枝汤加麦门冬、甘草。

子悬：家法桂枝汤加大腹皮、厚朴。

子痫：家法桂枝汤加牡蛎、龙骨、茯苓。

子肿：家法桂枝汤加白术、附子。

子气：家法桂枝汤加白术、附子、人参。

子淋：家法桂枝汤加泽泻、车前子。

若再计以内科、儿科病证的桂枝汤加减方，真可谓是数以百计。为什么玄医会如此推崇仲景呢？仲景的思维中是否亦存在着阳贵阴贱的观念，我们不得而知，但在仲景的处方中毕竟以温热药出现频率为多，温热方使用次数亦较寒凉方为上，这一点恰与玄医阳贵阴贱的思想相吻合。《医学愚得》卷之下云："故张仲景治诸病，独提建中汤一方为主方，其出入卷舒虽多端，一味桂枝为魁首，其意可知。"诚然，仲景于《伤寒论》中以桂枝组方次数仅次于甘草，达 43 次之多，以桂枝汤为主加减而成的方剂 20

余首，桂枝汤单纯使用次数为 20 次，凡属营卫不和、阴阳失调的病证，桂枝汤皆能运用。若我们看穿了这一点，就不会对玄医如此偏爱桂枝汤而感到奇怪。

2. 用药特点

用药不问病本虚实，皆随仲景之法是玄医的用药特点。这一特点的形成实源于玄医对症治疗的思想。《药品规矩》详细记载了玄医的用药特点，如治泄泻前人主药为茯苓、泽泻、白术、芍药，而玄医则用赤石脂，虚脱者用肉豆蔻、附子、干姜；治伤食前人主药枳实、砂仁、神曲、麦芽，而玄医则以柴胡、黄芩为主；治痰主药前人多谓风痰以天南星、川乌头，热痰用瓜蒌仁、竹沥、青黛，气痰白芥子，虚痰半夏、人参、干姜、蛤粉、陈皮，玄医则以除湿健脾胃为主，药用半夏、白术、川乌头、麻黄、肉桂，皆表现了与金元以后医家用药的不同，而宗宋以前诸家的用药特点。特别是对仲景的尊信，若言"动气"之治用肉桂、芍药、茯苓，而忌术，无疑是受仲景理中丸条下"若脐下筑者，肾气动也，去术加桂四两"的启示。至于疼痛与川乌头，痢与赤石脂、禹余粮、芍药、黄芩、大黄、干姜、白头翁等，尚可看出大乌头煎、赤石脂禹余粮汤、白头翁汤方的用药痕迹。

第四节　玄医的意图与动机

在明晰玄医的学术思想之后，人们不禁要问玄医何为一本《内经》，法宗《伤寒》呢？诚然，《内经》理论与《伤寒》治法符合玄医哲学观念是重要原因。这一点笔者已阐述于前，但再往下追寻，就会发现除此而外玄医尚有更深一层的动机，那就是玄医时代的日本医学界是后世派的一统天下。而后世派的理论亦是百花纷呈，一是难衷，学说间的相互矛盾使玄医不得不问鼎医学本源。因《内经》一直被认为是中医的最古典籍,《伤寒论》被视为理法方药的第一书,是以凡欲溯本求源者必以二书为本,而旁求隋唐古籍,以证后世之非,追回李朱医学之流弊。这一点在玄医门人吉村恂益所作《家训跋》中阐述无遗:"其说谆谆于补阳,是先生追回流弊之心也,呜呼!医道湮没也久矣。胡元以来,补阴降火之说一出,而天下宗焉,至今数百年,未尝有悟其非者……补阴降火之说,刘河间唱之于前,朱丹溪和之于后,其后名医辈出,滔滔皆是也。终以地狱倒装于天堂之上,呜呼!其亦不思而已矣。"由于追回流弊与怀疑思想,势必欲拨乱反正,图谋构筑一种新的理论体系,这种理论体系是以阳气为中心,与河间、丹溪学理论迥然有别,一变滋阴而成温补。这一点与中国医学发展史上又出现了惊人的相似,即丹溪学派后兴起的温补派。唯时异境迁,人物迥然。且中国亦未因温补派的兴起导致对《内经》的怀疑。而自玄医之后,因其对《伤寒论》的推崇,渐渐出现了一个以《伤寒论》为中心的学派,这便是日本汉医古方派。一场医学上的革新运动,也因玄医推崇仲景而兴起。

玄医一直被尊为古方派的先驱,但其学术思想和古方家的思想是存在着很大差异与分歧的。从根本上讲,玄医之学术思想与中国温补学派存在着更多的相似与雷同,唯对仲景制方的推崇与后来兴起的古方派有某些一致性。古方家也正是发展扩大了玄医的这种作法,不仅怀疑金元医学,并进而对《内经》也进行了批驳,对玄医真正的学术思想并未予以继承发扬,唯发扬了其怀疑与批判精神。无论如何,就玄医的做法与影响而言,将其作为古方派之嚆矢是毋庸置疑的。

注释

❶ 名古屋玄医《丹水家训·第六训》

❷ 名古屋玄医《医方问余·中风》

第二章

古方派的缔造者——后藤艮山

后藤艮山（1659—1733），名达，字有成，俗称左一郎，又号养庵。曾祖后藤光有尝仕丰臣秀吉为官，因病隐居于丹州小野中村，后移避京都改姓藤中。祖父名正次，老后称宗贞，终身不仕。父光长，老名定理，又号默翁，光长年轻时，移避江户，与梅原氏之女结婚。万治二年（1659）七月二十三日，在常盘桥旁的侨居处生下艮山。艮山幼时聪慧，敏而好学，曾在林祭酒门下习经学，又问医道于牡村卜寿，并对当时所习医理产生怀疑。当时，名古屋玄医以倡古医道名噪斯世，艮山欲拜其为师，学习古医学。永富独啸庵的《漫游杂记》记载了艮山求师的经过："后藤艮山……贽青钱壹贯文，谒于名古屋玄医，以其贽薄不合家规，不见，艮山激愤填膺，将出门骂曰'玄医鼠辈不知人'，乃自奋死力勤勉，遂为古医道开祖矣。"艮山于享保十八年（1733）六月登江州吹山，途中患膈噎，同年九月十八日病逝，葬于千本莲如寺中普院，享年七十五岁。艮山一生致力于古医道的传播，忙于济世活人，故少有著述，现存《熊胆蕃椒灸说》《病因考》《医教》，这些著作是否为艮山手笔，尚存疑惑。因在《东洋洛语》中载艮山之言："今之所是，非后之所非者邪？传而不习者君子所惧也，予岂敢谦虚砥砺，老益不衰……故今所存者，赠土州医生九十四言而已，其他不可知。"但在独啸庵的《漫游杂记》中却有"予览艮山子之《病因考》，绝无娇饰之言"。现就《近世汉方医学书集成》所辑之《师说笔记》《艮山先生医说》《艮山后藤先生往复书简》《艮山先生遗教解》《养浩堂方矩》诸书，对艮山的学术思想进行探讨。

第一节　一气留滞论

后藤艮山"一气留滞论"，是古方派中最早的较为完整的理论，其虽以论病因为核心，但实际上涉及诊断、治法、组方、用药等诸多方面。为更好地理解艮山"一气留滞论"，对艮山"一气"本义必做一了解。"一气"又名"一元气"，"一元气"究系何物，艮山言："仆所谓一元气者，则统其全体而言之也，即是太气，盖言身中身外尽是此气，而天地相贯无少间隙者也，夫人之生也，一元气而已矣，大哉乾元，万物资始，至哉坤元，万物资生，此元之所以包四德而成终始也。"❶ 由此可见，艮山所谓的"一气"或"一元气"，系指万物之本源，充满天地之间，具赞育万物之功能，与阴阳五行及理学所言之"气"不同。但反复寻绎，则见艮山所论之"一气"亦分广狭。广义之"一气"，泛言天地之间，即天地万物唯一元气尔；狭义之"一气"，乃在人体，即人体之气血阴阳，统以一元气括之。广义之"一气"从上引原文即可看出，其狭义之"一气"在《六气说·中风》中言："此气乃生天地万物，长之、化之、存之。满吾腔子者。是此气中一气，而内外贯通为一元气。"即言体内通行表里的气为"一元气"。就狭义"一元气"在后藤省的《伤风约言》中论述颇详，可以说是对艮山"一气"的阐明，因后藤省非但为艮山之徒，且为其子，更何况"日侍亲闱，口授面命"。故后藤省所述之"一气"，较他人更接近父说，

〇中風　六気說

風之為病變無窮，夫風者陰陽之發，一気
之勤曰気，曰風，栖水之大，有波其為病者漓
有過與不及也，無過不及如元勤，如清
如濕如盈，如虚照生心，驀者是勤之常體
也，此気乃生天地萬物，長之化之變之滿
吾嚛了者是，此气中之一气，向内外貫通
失常則外气相感而入之，為邪其邪甚者，
各為中風也，故邑風百病始養所謂風雖
能養萬物亦能害萬物，此之謂也，凡害邪

不以醫為賤而唯疾之憂厥所不亲君子之
心乎余百所感於是乎勤

享保庚子臘月念一日

京北　後藤左一郎藤原達謹誌

〇二答柳川書
連修前日屏惠華翰感謝感同厚憂事不
累修答属者終，事而後常次承償常用味

后藤艮山著《艮山后藤先生往复书简》（图片来源——京都大学图书馆）

可能为父说之再现。其言："一元气之在全躯也，表里上下，玑璇轮转，其保续之者，即水谷是也，水谷入胃，元气并力，腐熟之，熏蒸之，而其气之淳清华滋者，无处不到，到于血分，则赤变以生养其血，到于液分，则白变以生养其液，皮肉筋骨，亦能一本，而阴阳之道，行于其间，此乃生生自然之天则也。"❷ 于此后藤省不仅论述了艮山有狭义"一气"的存在，且将其分布、运动状态、功能、来源阐述无遗。

一、一气留滞的病因论

艮山先生谓："识百病生于一气留滞，则思过半矣。"然一元气运行表里，通达上下，其因何而留滞，艮山不得不借用当时流行的病因学说，当时在日本流行的病因学说一为陈言的"三因说"，一为曲直濑道三的"气血痰郁"，一为名古屋玄医的"风寒湿"，但总言之则为一寒气的病因理论。《师说笔记》曾言："凡病之生，因风、寒、湿而致其气留滞，因饮食而致其气留滞，因七情使其气留滞，皆元气之郁滞而成病也。"由此语可见，外感、内伤、饮食均可导致一元气留滞的三分法是取于陈言的"三因说"，强调外感的风、寒、湿三邪乃导源于玄医，而强调郁滞，无疑受曲直濑道三之影响。艮山将各种因素作用的结果——一气留滞作为发病之因，这无疑解决了同一环境中有人病和有人不病的问题，其病者在于"一气"出现了留滞，而不病者乃因"一气"之顺达，并将复杂纷乱的病因学说归结为一，便于学医者掌握理解。不能否认艮山的"一气留滞"说是受伊藤仁斋"一元气"哲学思想的影响，但受《吕氏春秋》达郁篇理论的启迪亦复不少，中川故的《医方新古辩》对此早有论及。若我们从中医学的角度审视此说，或可发现艮山所谓的"一气留滞"，是属于中医学中的"病机"范畴，艮山将诸因作用结果，复作为致病之因，似将病因的研究向前推进了一步。但必须清楚，艮山的"一气留滞"不可等同于中医学

"气滞""气郁"，它包括了体内的所有诸气运行的紊乱。从这一点来看艮山"一气留滞"，将万病起因归集于"气"，又似受《内经》"百病生于气"的启示，只不过将《内经》所谓之气逆、气缓、气结、气止、气乱、气消、气泄等以一"留滞"而统括，且将中医学认病机的概念转用为病因。

二、顺气去滞的治疗观

既然"一气留滞"为百病之能始，顺气去滞自然就成为治疗万病的总则。《师说笔记》言："大凡人之为病也，虽千品万类，本为一元气之留滞，而其所患者，或出于内，或入于外，斯成各各之病，顺一气则留滞自去，去留滞使一气自顺……而可识百病生一气之留滞，其治亦特以顺气为纲要，是知医之第一义也。"据上文可见，顺气乃治病之大纲，是知医之要义，但欲使留滞之"一气"运行畅达，则有二法，一为直接顺气，二为去其留滞。其顺气之法针对气病本身，而去留滞之术是通过去留滞以达"一气"的回转流通。需要明确的是：艮山的"一气留滞"说，虽以"一气"的留滞为万病之因，然此实为风寒湿、饮食、七情留滞作用的结果，所以去留滞侧重于去除导致一气不顺达的因素，而顺气之法在于恢复"一气"的自身状态，但一气不顺可致有形之邪的积结，有形之邪亦致一气之不畅，故治疗时常顺气与去滞并举，顺气为目的，去滞是手段，这一点艮山的制方中有所体坜。

三、顺气为先的制方法

方从法立，以法统方。既然顺气为疗病之第一要义，顺气自然成为艮山组方之宗旨。《师说笔记》谓："是以先人制顺气之一剂，为百病之本方。"《养浩堂方矩》首列顺气一方，并书"一切诸病，出入加减，无左不可"之文，足见其对该方之重视。顺气剂由茯苓、半夏、枳实、厚朴、生姜、甘草六味组成，方中茯苓顺元气、通水道，半夏去痞痰、利咽喉，枳实抑积气、消胀满，厚朴疗腹满、消宿食，生姜调诸药，甘草调诸药、消咽喉（此所言诸药功能，悉本《师说笔记·三十六品》）。此方体现了艮山的学术思想，顺一气去留滞之法尽寓于该方之中。茯苓顺一元气，通利水道，体现了艮山顺气为先的组方原则，半夏去痞痰为去留滞之法的具体运用，此乃一顺与一去配合，至于枳实抑积气，为辅茯苓顺气之力，厚朴消宿食以助半夏消有形留滞之功。该方应用广泛，凡疝气、瘕瘕、悸、鼓胀、消渴、黄疸、反胃、噎膈均可以本方施治，其他诸疾病变可以本方加减，如在本方的基础上加石膏、黄连能治疗狂证，加钱粉、葛粉能治疗黄胖，妊娠腹痛诸疾可加腹皮。除顺气剂以外，艮山尚有主治虚劳、消渴、诸血证的润凉剂；主瘟疫、风毒、痛痹、眼疾、疮肿的排毒剂；主治梅毒的解毒剂。《师说笔记》中尚有顺冷剂、顺补剂，这些名之为"剂"的处方可视为艮山代表方剂，它体现了艮山的制方特色，在这些"剂"中最引人注目且令人深思者，就是皆应用了能够顺元气、利水道的茯苓，堪称无苓不成剂，有剂必有苓。

第二节　胆灸椒泉运用心法

　　《东洋洛语》中载东洋言："先生恶时弊华而失实，其术贵质，艾、瀑、温泉、熊胆之攻，豕、鹿、鸡、鸟、獭、鳖之饵，都采间易获者，从才为用，阴阳五行、腑脏经络，高妙深邃不切济世者却而不取焉，田畯野老所传而有经验之实者，拳拳服膺记之不失焉。"东洋之言不仅说明艮山对实用治病之术的重视，且指出艮山之"术"多得自民间，这一点颇类晋代葛洪，以简、便、廉、验称雄医界。艮山先生一生，致力于熊胆、蕃椒、艾灸、温泉的研究与应用，自谓"此仆平生之用心，千虑之一得耳"。现将其折肱所得分论如次。

一、熊胆论

艮山先生以熊胆治百病，名振当世，声闻遐迩，有"熊胆灸庵"之称。这不免引起人们的怀疑，因本草言熊胆苦寒，久服有败胃伤阳之弊，故有人写信质诸艮山，艮山先生的复信中详细论证了用熊胆的原因，现撮其要：

"肝者发动之始，生长之源，而胆为之用。胆之与肝，犹茄子有蒂，而肝之所以为肝者，以其胆也，岂惟肝尔，凡十一藏皆取决于胆也，故常以养胆为主则不违，生长之道矣。然其治病亦不过使肝胆之气条达之也耳，后人不察，于此动以抑肝平肝为事。窃谓肝者，发生之本，常恐此气不舒畅，此气才滞，便为疾疢，其何以屈挠之乎。大都诸药主治，推其所能究竟，多同气相求，同类相感，故欲治胆，莫如于胆，而诸胆之中，运转活动，气势神速，无所不至者，唯熊为最，此其所以取动亦甚，超于诸胆也，或道路、或晨夜，医之不可招，当是时可以救急者，其必熊胆乎。屡用屡中，无往不利。"❸

据此可见，艮山用胆之依据主要缘于对《内经》"凡十一脏取决于胆"的独特理解与发挥。肝虽为发动之始，而尤胆不能生发，其他诸脏亦然，无胆则不能为用，故胆宜常养，此艮山用胆依据之一也；治病之旨，不过以条达肝胆之气为要，欲使肝气条达者，不得以抑肝平肝之法，因其有逆于肝胆的生发之性，而欲使其顺达条畅者，必当以胆，何则？以药之疗病多因同气相求，同类相召，治胆者必以胆，此艮山用胆依据二也。至于用熊胆者，因其气势神速，无所不至，尤其适用于卒病急疾，故艮山最爱用之，尝谓："凡诸急证，皆郁滞窒使然也，速开其塞，斯得安全。""凡十一脏取决于胆也"之文，虽是见诸《内经》，中国医家对此亦不乏研究与论争，持论亦未必低于艮山，然真正从临证入手，以"胆"疗百病者，实属罕见，由此亦可见中日医家研究之异。

二、蕃椒论

熊胆而外，艮山喜用之品为蕃椒，据病不同可令人食至数斗。但本草言蕃椒味辛性热，久食则发热生疮，令人疑窦重重，百思难解，质于艮山，以求其要。艮山作书而答曰："无他，取温散而已矣，请试语今也，不问老少虚实，多有积气结于腹内，腑脏因而难和，营卫随而失调，风寒以开皮肤，甘美以塞肠胃，思虑以淑精神，安逸以涩气血，非辛以温散焉，则腑脏愈不和，营卫愈不调，而成痼疾也必矣。"❹数语之间，艮山用蕃椒依据跃然纸上，其所以用椒者，不外二端。一因时人之病，一据蕃椒之功。时人之病无论老少虚实，多积气于腹内，积气不除，则厥疾难愈，欲散积气者，必以辛温，而辛味纯正者，非蕃椒莫属，且能"温散气血，消解积聚，开胃进食，推陈致新"。❹艮山据时人之病以疗之的思想，实中医学"因时制宜"思想的延伸。今人多将此语释为据季节或时辰用药，实不能尽达其义，难道时代之不同，岂非时之不同。其对一日之中尚细分如此，更何况数百年之变迁，岂与他日无异哉？故中医学"因时制宜"的原则，实应包括据不同时代、疾病流行的差异，予以重新遣药用方之旨。

三、艾灸说

艮山先生以灸却疾，堪为医林一绝，据病种之不同，所灸壮数竟达数千上万之多，令世人瞠目。而艮山用灸所据者亦不外二端，一因时人之病，一据艾灸之功。其言："今日之人，不问虚实，多有积气结于腹内，腑脏因而难和，营卫随而失调，风寒饮食思虑，动作互相触冒，遂生百病，曰痞、曰癖、曰癥、曰瘕、曰疝、曰痫、曰痹、曰痿及刚、柔痉，病偏枯、脚气……皆其显且大者，而类状变体不可枚举，顾夫病之关于腹内，十而七八，即所谓沉病痼冷者是已。"❺ 可见艮山所处时代，病类虽多，然性多属沉寒痼冷，位多居于腹内。沉寒痼冷者，治必以温热，而灸能温阳壮火，散沉寒痼积，"使太阳壮活之气，直达于积阴牢固之地也"❺。后藤艮山的艾灸论为其子后藤省所发挥，著成《艾灸通说》，就"制法异同""艾炷大小""灸数多少""灸法异同""脊骨多少""点位狭阔""灸疮要发""不选时日""火无良毒""灸固非燥"等诸多方面分别进行论述，其中"灸固非燥"之论，针对时人恐灸耗伤阴血而设，卓有见识，其言"夫百病宜灸者，腹背手足，选其要穴，务以太阳活壮之气，直实里涩滞之地，则血液通触，瘕虫奔窜，胃气随输，诸证随退，近乎垂腴之物也，譬如销铄青金，温和乳糕软，今之医家谓以灸干耗血精者，何足以语治病之术哉！"❻ 告诫人们灸无耗精伤血之弊，即便灸后偶见寒热、腹紧急等症，亦不必惊恐，此不过是病愈前的"瞑眩"之状，直需灸之，其病必愈矣，若见疑而止者，实属因噎废食。艮山先生用灸，至精至热，无所不验，乃至发出"治病之术，其方不一，而至沉寒痼冷之证，则唯灸为最"的感叹。

四、温泉论

罹疾患病，每致气血壅滞，关节不利，腠理不宣，此时宜施温通之法，俾"一元气"之流通。艮山先生温泉之用，亦基于此种思维，其言："大温泉者，温发通融之一法也，助气温体，破瘀血，通壅滞，开腠理，利关节，宣畅皮肤肌肉、经络、筋骨。"❼ 温泉既有如此之效用，那么癥疝、痹痿、手痹、脚痹、挛急、痔疮、梅毒下疳、便毒、结毒、发漏、疥癣等自然可以此疗之。是以艮山先生有"大凡痼疾，洗浴多效"[7] 的经验之谈。然以温泉却病，难求速效，每需持久，日以入浴三五次为律。而病人是否适应于温泉疗法，则可用以下准则衡量："方其始浴也，胸腹开豁，频饥能食，食欲益美，是汤应也……若饱满不思食，是汤之不应也。"[7] 在温浴之时须避风寒，戒假寐，以防邪中腠理，勿食生冷以防食伤，禁房室以防肾伤，浴中或浴后频饥好食者，亦不令其多食，此乃以温泉治病时的注意事项。可以认为艮山先生以温泉治病，开日本理疗康复法之先河。

艮山先生除擅长于胆、椒、艾、泉的使用外，对食养肉疗颇多研究，《师说笔记·肉养》说："虫、鱼、鸟、兽，其肉养人，品类甚多，不胜枚举，平人有食而益者，病人有用而助者，量人可施，大奏其效。必有草根木皮之所不企及者。"

后藤艮山，这位古方派的谛造者，以其朴实无华的医论，简便灵验的治术，成为日本汉医界的一代宗师，究竟是什么原因使艮山有此卓然成就？这恐怕与艮山先生的医学观有着某些关联，现引于下，亦聊作本节的结束语。

"凡欲知医者，先察疱牺起于羲皇，菜谷出于神农，取法于《灵》《素》《八十一难》之正语，舍其空论杂说，文义之难通者，涉猎汉唐张机、葛洪、巢元方、孙思邈、王焘等之书，不惑宋明诸家阴阳旺相，腑脏分配区区之辨。"[8]

注释：

❶ 后藤艮山《艮山后藤先生往复书简·再答柳川书》

❷ 后藤仲介《伤风约言·六经辩解》

❸ 后藤艮山《艮山后藤先生往复书简·再答柳川书》

❹ 后藤艮山《艮山后藤先生往复书简·再答秦重著椒说》

❺ 后藤艮山《艮山后藤先生往复书简·再答竹衰乘信书》

❻ 后藤仲介《艾灸通说·灸固非燥》

❼ 后藤艮山《师说笔记·泉浴》

❽ 山胁东洋《东洋洛语》

第三章

实验派大师——山胁东洋

山胁东洋（1705—1762），名尚德，字玄飞，又子树，初号移山，后改东洋，通称道作。父清水立安，丹波龟山人氏，母为驹井氏之女。东洋于宝永二年（1705）十二月八日出生，因父清水立安曾学医于山胁玄修之门，故将东洋过继玄修为养子。东洋改姓山胁，乃享保十一年（1726）之事。东洋在医学上的启蒙老师，为其养父山胁玄修，玄修之学受于其养父山胁玄心，而玄心学出曲直濑玄朔。但对东洋医学思想产生重要影响的却为后藤艮山，东洋不仅继承了艮山开创的医业，确立了以实证主义为基础的古方派医学，且亲自解剖，以探求脏腑真相。宝历十年（1762）八月八日病殁，享年58岁，葬于深草山霞谷。著有《养寿院医则》《藏志》等，并曾翻刻《外台秘要》。继承东洋医业的为其次子——山胁东门。

第一节　医学思想

一、医学本源观

澄其源则流自清，灌其根则叶乃茂。面对复杂纷乱、互有抵触的学说，使人无所适从，欲治纷理乱，芟除芜杂者，必溯本求源，以明医学真谛。而欲探求本源，必须明辨何为古医书。《藏志·附录·论业》就此问题辩曰："医之称古者，有《素问》《灵枢》，魏晋以降，推戴为经，无复异论矣，尚德髫年读之，亡一当于吾业者，此何异也，其为书也，重以岐黄，饰以阴阳，混以神仙养生，诱以脏腑经络，以此数者沾沾乎，说针灸之方已，何足为吾道之宗源邪。"《论业》一篇乃东洋先生一生之所得，为其体会最深之处。尝言："近顷有《论业》之作，吐露一生之赤心。"❶"副启《论业》一篇，吐尽积年之凝瘀。"❷ 是什么原因导致了东洋认为《素问》《灵枢》非为医道之本源呢？这一结论的得出，是通过考证与亲试两条途径而得。其言："夫《灵》《素》二书，汉末犹寥寥无闻也，皇甫唱之初，王、巢和之后，于是乎，阴阳经络、脏腑配当之说起焉，降迨于唐，附会长生延年之说，而诪诙一世，于是乎，补益服饵之技混焉，礼典所命，长沙所行，绝无此数者，则其为周汉之旧也明矣。"❸ 既然《素问》《灵枢》在汉末尚寥寥无闻，《周礼·天官》亦无与《灵》《素》所言者相类，自然可以断定其非周代所遗，这是考据证伪的一般常识。然《素问》《灵枢》二书因何而成，此为"秦汉好事者，妄意骄僭，欲媲诸大道而饰其业，遂神明其道，邃奥其说，强配人身，以天地之道，自谓拓开我业之渊源，矫饰玄售，扬扬如也，殊不知与先圣之说支离背驰，别成一家之陋也"❹。那么"好事者"为什么要将先圣之说强配人身、神明其道呢？这主要是因为医业被世人视为小技，"我技也，列诸

《天官》，司者一，属者四，以技奉职，不与士齿"❹。好事者为了提高其社会地位，则将医之小技饰以大道，试图以此引起世人的重视。在历史发展的长河中，医家所处的地位确实难同"士人"相比，历代王朝中虽不乏御编医书之事，亦表现了医生地位之低下，远不及儒业"兴旺发达"，为世人所仰慕，中国医家中知名者，即多在"屡试不第"的情况下才以医为业的。"不为良相，便为良医"的呐喊，无疑是在呼吁世人须要重视医学，在召唤更多的研究者……中国是这样，日本亦复如此。有关日本上古时医生和社会地位虽不可考，但在江户时期"儒医"的出现，足以证明医生地位的低下，此"儒医"多是医而兼儒或"不仕之儒"为医，故凡以儒医自饰者，多为抬高其社会地位。东洋的这种认识，是在特定的历史条件下形成的，其认识不乏偏颇、局限，但却又可给我们以启迪，它使我们从另一个角度看到了医学发展过程中出现"综合"的原因。东洋考证结论如斯，其亲试的结果又如何呢？东洋亲试法一为临证，一为解剖。临证的结论是"亡一当于吾业者"，解剖之后更知"《素》《难》瞀人者数千岁"❷。根据稽古考证与亲试实验的结果，使东洋得出《素问》《灵枢》《难经》之书非为吾道本源的结论。

　　既然魏晋以来为医人推崇至极的《灵》《素》诸经非为医道之宗，那么医道的本源究竟在哪里？在翻刻《外台秘要》序言中，东洋言："后建安中，有仲景氏出焉，论治之详悉，方剂之精简，先圣遗法，盖存乎于此。"《论业》中复言《伤寒论》"朴实简粹，疾医之职，盖尽于此矣"。是什么原因让东洋产生先圣之法存于《伤寒论》的认识呢？这主要缘于其常年研读习用此书的结果，其"髫年读《伤寒论》，三十年一日，仰之愈高，取之无尽，始则终，终则始，如环之无端"❼。其"论证处方，炯如观火，其证可符，其方可试"。《伤寒论》一书，言简无华，直指实用，绝无侈谈医理之风，之所以有如此之生命力，主要在于其临床疗效，古今医家用仲景方者，苟令方证相合必见桴鼓之效，而临床疗效是检验理论正确与否的唯一标准，此为东洋认为《伤寒论》为医学之宗的根本所在。其次，从医学发展规律来看，经验是先于理论的。《伤寒论》朴实简粹，少见医理述及，而《内经》则言理论道者甚多，故使东洋有《伤寒论》为周代遗文，《内经》为秦汉好论者所为的认识。学医必辨本源，知医之本义，源流不混，则术正业精，源流一错，万虑皆失，此可谓东洋先生的见的。

二、解剖探疑的实验观

实证思想可谓古方派医家皆具之特点，而通过解剖人体以探求脏腑真相、释脏腑疑义者，当以东洋先生为首创。不能否认有许多医家曾萌发过解剖人体以观脏腑结构的意念，亦不否认东洋产生解剖探疑思想受到某些医家的启发。艮山先生即为其中一人，据《藏志》称：其"少小修刀圭之业，奉职疾医，讲究熟读之间，大疑窃萌焉，遂请教先觉，傍及宿儒文学之士，出入有年，一日访后藤养庵先生之舍，言及藏之说，先生曰：莫若解而观之，而官之所制不可得犯，无已则獭乎，余尝闻其藏肖人，解之者数，而后知言不妄也。百闻不如一见，子亦视之"。东洋谨遵师命，如法以行，观獭之脏，若《灵》《素》之言，即与人讲道，在人们提出獭的脏腑可能有异于人的情况下，始悟必观人之脏腑方可得脏腑真相。十五年后"请尸于官，丁狱中解之，使就观焉，置尸于藁席上，令屠者解之"❺，始知"《素问》所谓骨度短度，总三七节及手足经络之说，其妄可知矣，如谓三部九候六藏则益甚焉……将不知妄作焉"❻。这种欲通过解剖方法以求实的思想，在日本汉医界的影响极其重大深远，东洋之后的古方家凡欲否定脏腑学说者，很难说不受东洋思想的影响。

山胁东洋著《藏志》(图片来源——京都大学图书馆)

第二节　拨乱反正的"补泻说"

　　针对后世派医家所信奉、实施的补益之法，东洋可谓深恶痛绝，而欲从根本上否定补益说的存在，必征诸古贤，稽于前哲，如此则名正言顺，特作《补泻说》一篇。该篇开宗明义："补泻之说，古之书无有也。"既是古人未有之说，自为后人杜撰，在以古为准的前提下，"补泻说"则不攻自破了。然而补泻之说从何时兴起？"于《素问》乎有之，《离合真邪论》曰：'呼尽内针，针静以久留……'此补泻之说也……仲景之书，分证六经，吐下寒热，专说汤液之施，宜哉！无补泻之说也。《金匮要略》曰'缓中补虚，大黄䗪虫丸主之，尚德谨按，此条剂繁论驳，不复肖长沙之简粹，且也以下瘀血为缓中补虚者。盖晋唐之间邪，其他古人不道也，周官不命也，夫长生补益者，神仙家为祖，吾道不与焉，后人不辨，儿孙实繁，古今判然，成一鸿沟，此横议所兴也，邪路所以开也。"❻东洋站在疾医的立场上，以《周礼·天官》《伤寒论》为准则，认定疾医治病无补泻之说，补益之法在于求长生，而求长生则属神仙家之言，为疾医所不讲。《养寿院医则·则之一》明确指出治疗疾病的方法为汗、吐、下，其言："张长沙者，天下之善医者也，不以汗、吐、下之剂，则不能起疴救毙也，夫汗吐下者，布在方策，明如观火，谁能蔽之。"东洋的见解未必正确，但却不能不让我们再次想到中医理论形成过程中对诸家的兼收并蓄，仅《汉书·艺文志·方技略》所载与医有关的书籍即达四类，故神仙、房中渗透至医学是不可避免的。

第三节　施治三辨论

施治之术虽有张仲景汗、吐、下三法可本，王焘、孙思邈等旧唐奇方可用，但尚需察节、审时、观机，唯此始能术随日精，业随日进。

"病有深浅缓急，则剂料亦随之，过则损伤气体，不及则留滞邪毒，过与不及，误人则一矣……我以吐下寒热攻病者，亦不外于此，故曰十枣汤一钱匕，羸者半钱匕，木防己汤虚者即愈，实者三日复发，与防己加茯苓芒硝汤之类，此节之所中也。" ❺ 节者，有节度、法度之意。东洋先生所谓之"节"，即要求处方用药必有法度，决不太过或不及，应以"度"为限，然如何测其"度"知其"节"，这主要看病情的轻重、病势的缓急、体质的强弱，通过综合分析，以确立所用方剂及剂量，方剂选用的正确与否，直接影响着疗效的好坏，而剂量与疗效间亦存在着"量效关系"。

"天有寒暑晴雨，人有忧怒饥饱，故曰寒伤体、暑伤气，又曰遇天阴雨不止，此天之时也，人有七情之淫，则饮酒清醒，食旨不甘，饮食犹且如此，药力亦可知矣。且服药多有食前食后之差，此人之时也……此时不可不察也。" ❻ 东洋所谓之察时，有察气候之时，有察情志之时，有察服药之时，根据当时的自然气候、人体状态以处方用药，并根据疾病种类与药物功效以确立服药时间。从中医传统理论看，东洋的察天之时，似受"天人相应"理论的影响，察人之喜怒哀乐和中医所谓"七情"致病又有着某种关联。

"凡事皆有机，医为甚焉。仲景曰'伤寒六七日，目中不了了，睛不和，大便难，急下之，大承气汤。'又曰与小承气汤，待其屎定硬而下之，大承气汤之类，此与药之机也，扁鹊决楚王之瘤而左右沮之，元化疗曹公之头风为其所杀，此不知人者也，其术通神，而不唯不能愈病，其祸及此，此非机之所会邪。" ❺ 机者，时机也。东洋所言机者，有因病之机，有因人之机。因病之机，需审病之所在，知病之程度，且应发于机先，不失时宜地进行治疗，以防疾病向纵深发展，但亦不可为时过早，以防攻伐无过，引邪入里。因人之机者，要在知人之情，而后把握时机进行治疗，这一观点的提出，恐受《史记》所载"医有六不治"的影响。

第四节　杂病证治举隅

东洋术多良效，起疴救废，名噪当世。据《养寿院医则》县孝孺序称："山胁先生兴洛下，藉乎三世遗业，擅乎特达之明，祖述长沙，主张古人，而病者聚门，载鬼而入，携苏而出者，日接踵矣。"❾ 可见东洋治病之术，确有他人难及之验，今撷其对中风、气厥的论治心法，窥其一斑。

一、中风证治

东洋中风的论治，见于其所著的《中风偏枯说》。其言："中风之说，古今不一，半身不遂，口眼歪僻，面赤烦躁，汗如涂膏，其脉弦大动数，甚者痰涎壅盛，直视不眴，热汗如蒸，针灸不觉，一二日若五七日而死，疗者参附、独参、三生、四逆、理中之类已。近顷有后藤养庵氏出焉，专用熊胆、人参，灸神阙、丹田，至百千壮云。盖诸家各守所习，而相夸张矣，其说无据，其术终不奏效，其幸免死者，亦半身枯废，神志昏乱，语言謇涩，不复旧时之人，近者一二年，远者五七年，终由此死。"❿ 东洋首先将当时中风的发病见证、治疗现状及治疗效果进行了评价，按此文下，列出《素问》《诸病源候论》《千金方》对此病成因的认识，然皆有异同，唯对《金匮要略》风引汤条所云"除热瘫痫"的热、瘫、痫三字兴趣非常，并认为属于"古物"，但风引汤方冗杂，不若仲景之简粹。东洋的这种认识非凭空杜撰，是有一定根据的，其依据在于观察与经验。因东洋"自执刀圭，见此病者，岁不下数十人，而未见一人可与大小续命汤者"[10]。基于长期的临床观察及风引汤条的启示，使东洋得出"此病所因，气火郁燠膈间，积久不散，一旦暴发，其势炎炎，不可扑灭者，曰热、曰瘫、曰痫，因与证三言尽矣，宁可为外来而疗乎，故熊参汤、参连汤、三黄泻心汤、人参白虎汤之类，计敌应势，所以救其败也"[10]。东洋得出此病属火属热的结论，是否受到刘河间"心火暴盛"说的影响，我们不得而知，但其论治主张是相似的，甚至可以说是相同的。从中医理论来看，东洋治疗中风的方法具有两大特点，其一为寒凉药的运用，即清火泻热法，其二为补泻药共用，即攻补兼施法。其中攻补兼施法的运用尤能给我们以启迪，中风病无论其闭脱，必有邪、必有虚，唯其偏重程度有所差异，若能寓补泻于一方之中，可收功效各奏之妙。

二、气厥证治

"盖气厥说，古方书都不详论，术亦不备，于是尚德稽古试今"[11]，东洋在"常常经验如此"的基础上作《气厥说》一篇，该篇首言："气厥为病，有渐者，有卒者，列子谓之愤厥，扁鹊谓之尸厥是也。"[11] 将气厥含义，大白于先，但东洋所提气厥含义甚广，凡突然昏仆，醒后无肢体障碍者，皆在气厥范畴。

纵观东洋的《气厥说》，可见其所论气厥原因有三焉，一为情志忧思，郁久化火，即所谓"侈心渐长，贪暴无厌，荣利殖财之谋，交战方寸"[11]者是也；二为贪逸少劳，气血留滞，或脾运失司，痰浊内阻，所谓"肥马肩舆，神役形不役者"[11]是也；三为饮食自倍，嗜酒温衣以致热郁于内，无由外泄，所谓"饱食暖衣"[11]"蓄汤而密"者是也。由于此三因，使得阳气不能外泄，热气凑于心中，日累月长，梦寐不忘，郁燠积熏，其渐遂成矣。至于"幼弱结癖腹胀，弄鼻啮爪，嗜炭舐壁，言语愦愦，不可不辨，或饮食动作不异平常，而时时卒倒，少顷即苏，事后都不自觉者"⑪，是为"虫厥"，属虫积为患。

因气厥之因非为一种，故治疗需"应机处变，计缓急，辨品节"，此为东洋治疗"气厥"的根本法则。具体的治法，有宜降气消火者，方如大黄黄连泻心汤、参连汤，此法适应于火热之邪较盛者；有宜散结祛瘀者，方如桂枝枳实汤、半夏泻心汤、槟苏散、左金丸、家方无名丸；有宜润燥实中者，方用参连白虎汤、建中汤，此则适用于中气偏虚者。此为治疗气厥证的基本三法，若有兼夹之症者，尚需兼用或先用其他方药治之。若夹饮者，先以十枣汤、控涎丹、家方平水丸之类，以导泄宿水；痰饮结于膈上者，以瓜蒂散、三圣散，涌吐胶痰、顽痰，而后再依法治之，至于小儿"虫厥"则先以家方芟凶汤、双紫丸攻长虫，后再依法治之。此乃东洋所谓"计缓急"，即先以他药攻去有形之邪，后再图以降火散结、实中之剂。因有形之邪不去，气血难以流通，有形之邪既去，则血气遂通，未通亦易于治疗，这种分邪而治的方法，使无形之邪不能附诸有形，邪气之间不能产生协同作用，势将有利疾病的治疗。

山胁东洋，这位汉方医学的实验派大师，欲摆脱思辨，亲试事实，倡导实证医学，在日本首行解剖之术，在其影响下，使大批汉医转向了兰医的研究；东洋将《伤寒论》作为医学本源的认识，开古方家从《伤寒论》本身寻找医学理论之端，尽管东洋本人未从《伤寒论》中创立出医学理论体系。值得注意的是，东洋所谓古方，并非一概排斥后世派医学理论，特别是到了晚年，在目睹脏腑真相后，已渐现折衷倾向，乃至发出"古人之书不可尽信，后人之言不可尽废"的感叹。

注释：

❶ 山胁东洋《藏志·附录·与泷鹤台》

❷ 山胁东洋《藏志·附录·复栗文仲》

❸ 山胁东洋《养寿院医则·附录·复山县周南》

❹ 山胁东洋《养寿院医则·附录·与山县周南》

❺ 山胁东洋《藏志·附录·论业》

❻ 山胁东洋《藏志》

❼ 山胁东洋《养寿院医则·附录·伤寒论会业引》

❽ 山胁东洋《养寿院医则·附录·补泻说》

❾ 山胁东洋《养寿院医则·序》

❿ 山胁东洋《藏志·附录·中风偏枯说》

⓫ 山胁东洋《藏志·附录·气厥说》

第四章

中国传统医学的挑战者——吉益东洞

吉益东洞（1702—1773），安艺人，名为则，字公言，通称周助，初号东庵，后号东洞。继父祖之业，于19岁时首学金创（外科），习以《素问》《难经》为首的诸医书，久而渐生疑惑，转而精研以《伤寒论》为中心的古医方。年37岁时，抱复古医道大业之志，移居京都，住万里街春日路南，倡导古医方。东洞虽有如此之大志，但乞治者日稀，凭医业难以维持生计，靠制作"人形"以糊口，如此穷困潦倒数年。44岁之时，东洞医技偶为山胁东洋

吉益东洞像（图片来源——北京中医药大学图书馆）

发现，自此声显。47岁迁居东洞院以张门户，东洞之号即起于此时。东洞一生，著述颇丰，以《类聚方》《药征》《方极》《古书医言》及门人整理的《医断》《建殊录》诸书最为有名。

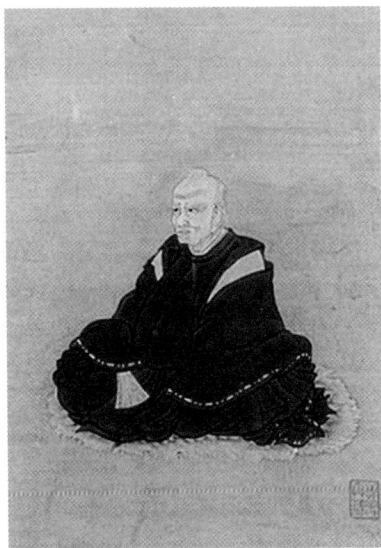

第一节 《伤寒论》研究特点

东洞研究《伤寒论》的特点导源其对《伤寒论》独特的认识。东洞以为:《伤寒论》"是三代疾医治万病一毒之法,于是朝考夕试,视病之所在,以处其方,信而有征,然此书西晋王叔和撰次,为汉张仲景著,而汉书无传,且见其书篇述,阴阳医而非疾医也,唯方古也"❶。东洞持《伤寒论》方可取而论不可取之观点,故对《伤寒论》之方药显示出极高的热情。

一、方以类聚——《伤寒论》方剂学研究

东洞研究《伤寒论》方剂采取了以类聚方的形式,其特点与中国医家孙思邈、徐大椿的研究方法颇多类似。东洞之所以采取此方法在于"张氏之籍之难读也,方与证散诸篇,使夫学者惑焉,今也列而类之,附之己所见,其有疑者,矩之以方焉,名曰《类聚方》"❷。此乃东洞著《类聚方》及采用类聚方证研究方法的动机与原因。如研究桂枝汤及其类方,首书桂枝汤组成剂量、煎服方法,将桂枝汤所治诸条文并列于后,再列桂枝加桂汤、桂枝加芍药汤、桂枝加葛根汤、栝楼桂枝汤、桂枝加黄芪汤、桂枝加芍药大黄汤、桂枝加厚朴杏子汤、乌头桂枝汤、桂枝加附子汤、桂枝去芍药加附子汤、桂枝附子汤、桂枝附子去桂枝加术汤、桂枝去桂加苓术汤、桂姜枣草黄辛附汤、桂枝去芍药加皂荚汤、桂枝加龙骨牡蛎汤、桂枝去芍加蜀漆龙骨牡蛎汤、桂枝加芍药生姜人参汤、桂枝二麻黄一汤、桂枝二越婢一汤、桂枝麻黄各半汤、小建中汤、黄芪建中汤、黄芪桂枝五物汤、黄芪桂枝苦酒汤、桂枝甘草汤、半夏散、桂枝甘草附子汤、桂枝甘草龙骨牡蛎汤、桂枝人参汤计30方。初看起来这种研究方法别无新意,但仔细观察可见东洞的研究方法与孙氏、徐氏之异。首先,孙徐二氏选方圃

于《伤寒论》之内，而东洞选方已非限于《伤寒论》一书之中，栝楼桂枝汤、黄芪建中汤即为《金匮要略》之方。其次孙徐二氏皆照录原文，未示可疑，而东洞则对原文有疑者一一标出，即前言"矩以方焉"。如其疑"太阳中风，阳浮而阴弱，阳浮者热自发，阴弱者汗自出，啬啬恶寒""太阳病下之后""太阳病，外证未解，脉浮弱者，当以汗解"等非原书之旧，故皆标出，以示不同。再其次，东洞于方后加按语者殊多，或补证之未备，或言加药之理，或释编纂之意，若桂枝加厚朴杏子汤后云"当有腹满证"，桂枝附子汤"当有上冲证"，桂枝加黄芪汤后则云"黄芪主治皮肤水气"，对乌头桂枝汤不当列于桂枝汤类方中则谓"当列乌头煎方下，今列之桂枝加附子汤者，示其异也"。切勿以为东洞的《类聚方》有仿徐氏《伤寒类方》之嫌，因《伤寒类方》刊行之时，《类聚方》早已成书。东洞编著《类聚方》虽历如此之苦心，但仍恐人难以掌握。为正"诸家之处方也，师弟子不必同"之弊，更著《方极》一书，取《洪范》"皇极"之义，大行删削之事，每方仅举方名、主治，不羼杂说以乱真，文理简显，颇为精要，选方类方之法与《类聚方》同。东洞先生所以对《伤寒论》方有如此之热情，除对《伤寒论》的认识以外，尚与其对医学的认识有关。"医之学也，方焉耳"❷"法之可传也方已"❸，既然医之大本在于方，法之传在于方，故研究方就显得尤为重要。

二、药从方征——《伤寒论》药物学研究

东洞认为："药论者，医之大本，究其精良，终身之业也。"❹然考本草诸书，记载非一，或言有毒，或曰补益，欲求一是而不可得，故取仲景之方，"以试方之功，而审其药之所主治也，次取其考之征，以实其所主治也，次之以方之无征者，参互而考次之，以古今误其药功者，引古训而辨之，次举其品物以辨真伪"❺。遂著《药征》一书，对《伤寒论》的药

物进行研究。东洞站在疾医的立场，从仲景方剂中归纳出主治，如谓石膏"主治烦渴也，旁治谵语烦躁身热"。石膏的作用是如何得出的呢？此源于对仲景含有石膏处方的归纳。为这一结论，东洞分析了白虎汤、白虎加人参汤、白虎加桂枝汤、越婢汤、麻黄杏仁甘草石膏汤、大青龙汤、木防己汤等含有石膏的七首处方，而后谓"石膏主治烦渴也明矣"。言黄芪"主治肌表之水也，故能治黄汗、盗汗、皮水，又旁治身体肿或不仁者"。此结论亦从芪芍桂枝苦酒汤、防己茯苓汤、黄芪桂枝五物汤、桂枝加黄芪汤、黄芪建中汤五首处方分析中得出。由方归纳药物主治，东洞名为"考征"。"考征"以下有"互考"一项，通过诸方比较，论证其言之可信，或径取自己之经验以证实。"互考"之下为"辨误"，指出该药以何产地为良，如何以质地、形状辨其优劣，但并非诸药下皆由此四项组成，亦有具三项者。东洞对药物学研究的最大特点，就是不言性味、不论归经、不讲补益、不讲炮炙，不讲药物在体内如何发挥作用。其子南涯谓"先考之于《药征》也，主治颇详明，不道阴阳，不拘五材，以显然之证，征于长沙之法"❹，确无过誉之辞。吉益氏对药物作用的认识，完全是从另外一个角度，站在另外的一个立场上进行认识的，因东洞重经验、尚事实，对一切见不到的东西皆不予承认，而药物的归经、温阳、滋阴肉眼是看不到的，但肢体由不能运动到运动自如，大便由原来坚硬至大便畅通，小便点滴而变如注，皆属眼见之事实，故得出"滑石主治小便不利""大黄主通利结毒也"。东洞的认识观，是唯物主义的经验论，其立足于症状，看药后之结果，至于是通过何种途径和机制则不予探讨。但这并不是说东洞的认识已完美无缺，因其毕竟犯了未至越山而以越山为无的错误。同时东洞以方测药的方法，确实忽略了方剂的配伍问题，这就不可避免地将一部分配伍后的混合作用，误认为单味药的主治。

第二节　医论医说

东洞先生的著名医论有三，其一为"万病一毒论"，其二为"方证相对说"，其三为"疾医论"。"万病一毒论"旨阐明疾病发生治疗之理；"方证相对说"乃在阐明方剂的使用之法；"疾医论"是在辨析疾医与食医、阴阳医的区别。

一、万病一毒论

1. 万病一毒论提出的历史背景

吉益东洞"万病一毒论"的提出，恰值古方派兴盛之际。在"万病一毒论"提出以前，儒学中古学派创始人——伊藤仁斋已提出"一元气"的哲学思想，医界中古方派的开山——后藤艮山亦有"一气留滞"医学论的问世，医家皆欲将复杂纷乱的医学理论以简明易了的学说来概括。因"万病归一"，以一知万，更具有执简驭繁的作用，所以东洞创"万病一毒论"，不仅将复杂难明的病因理论以"毒"字概括，且将后藤艮山的"一气留滞"更具体化了一步，因"虚无飘缈"的"气"终不若"毒"给人们以更为实际存在的感觉。

2. 万病一毒的理论依据

万病一毒论乃吉益氏征古稽今所得，吉益氏因有疑于《内》《难》及宋元医说，故求于秦汉以上诸书，凡古书籍涉及医事者，皆一一摘录罗列，分析归纳，以寻万病一毒的理论依据。东洞阅古书 38 种，若《周易》《周礼》《吕氏春秋》《春秋繁露》《史记》等，东洞皆摭其与医相关之论。虽然如此，诸书中令东洞赞许者莫过于《周礼》《荀子》《吕氏春秋》，东洞谓："盖《荀子·天论》一篇，熟读玩味，而疾医之道可阐明也。"❻ 又言："涉猎汉以上之书，至《吕氏春秋》尽数、达郁二篇，拍节仰天而叹曰'嗟，圣人之言，信而有征，是治病之大本，良又万病一毒之枢机也，既已获治病之大本为一毒。'" [8] 可见《吕氏春秋》的"水郁为污，树郁为蠹"已成为吉益氏万病一毒的主要理论依据。

3.万病一毒论的主要内容

（1）生毒之源，本在失节：节指修身养性之节，故凡情欲妄动、饮食失常、不循四时皆在失节之列，东洞言"因情欲妄动，饮食过度，而毒生焉" [6] "因忧而有毒" [7] "饮食不通利于二便，则糟粕留滞于内为秽物，命之名郁毒" [6] 。由是观之，毒之所生，缘于失节，失节则体内有所郁，郁则酿毒，所以说，东洞的"一毒"将艮山的"一气留滞"更向前推动了一步。同时我们还应看到东洞先生的"一毒"还是有不同种类，"郁毒"的提出即已明示于先。若我们再看一下《东洞先生答鹤台先生书》则更见此语非虚，其言："夫人之为病，毒也，无不水谷，何则？人生入口腹者，唯饮食也，而其水毒流行一身，谷毒止于肠胃，故毒物动显证，十七八者水也，十二三者谷也。"由此语可窥东洞的毒，又可细分为诸毒，毒之种类因其来源而异，且毒之种类不同，作用特点亦非一致。

（2）发病之因，本乎毒动：疾病的发生虽然由毒而引起，但必在毒"动"的情况下才能发病，"毒动则病，毒不动虽怒而不病" [6] 。那么，毒在何时方动而为病呢？其有"因怒而毒动者" [6] ，有"因四时气令而内毒动也" [7] 。在东洞看来，情志失常、四时变迁不仅可以导致体内生毒，而且可以激发体内宿毒，使之动而为病。由于东洞不承认七情、六淫的致病性，仅将其作为诱发因素，故其又言："有毒于内，因天令而毒动病，无毒于内，则天令虽烈不病也。" [7]

（3）毒聚不同，为病各异：疾病的发生既然由毒引起，那么为什么会发生不同的疾病，表现出不同的症状？东洞以为：此乃缘于毒聚部位不同，若谓"愤厥之病，毒聚于心胸" [8] 。对此《医断·病因》进一步论述云："在心下为痞，在腹为胀，在胸为冒，在头为痛，在目为翳，在耳为聋，在背为拘急，在腰为痿癖，在胫为强直，在足为脚气，千变万怪不可名状矣。"东洞的这段论述显然是承袭《吕氏春秋》"精不流则气郁，郁处头则为肿为风，处耳则……为聋……处足则痿为蹶"。

（4）治病之理，藉毒攻毒：既然毒为万病之本源，所以攻毒自然成为治病之总则，然欲去毒药者必赖毒药。东洞所谓之毒药与中医学中所谓毒药概念甚殊，其凡作药物之用者皆以毒药目之，东洞言"药皆毒也，毒毒于毒而疾乃瘳"❼，甚至强调"虽五谷用以为药则毒"❼。既然如此，那么用作食料时无毒的甘麦大枣三味，若作药用亦成有毒之物。东洞万药皆毒的理论依据是《周礼》的"聚毒药以共医事"。

（5）毒去之征，法当瞑眩：东洞依据《尚书》"若药勿瞑眩，厥疾弗瘳"之记载，指出：若方中肯綮则大瞑眩，而毒不解者，则药终而勿瞑眩也，将"瞑眩"作为毒去病愈之征。但"瞑眩"之状人人皆异，千变万态而不可名状，若仲景所言"初服微烦，复服汗出如冒状，及如醉状得吐，如虫行皮中，或血如豚肝，尿如皂汁，吐脓泻出之类"❾皆可视为"瞑眩"，皆均得其肯綮使然，又岂拘拘于头晕目眩者乎？

东洞先生的"万病一毒论"认为病因毒致，治在攻毒，从万病一毒导出万药皆毒，药物自然无补益作用，且基于药物皆毒之理，药物不需加工炮炙以消除毒性亦属必然。《医断·修治》云："去酷烈之本味，偏性之毒气，以为钝弱可狎之物，何能除毒治病哉，盖毒即能，能即毒，制以益毒可也，杀毒则不可矣。"

二、方证相对说

东洞先生的方证相对说见于《方极·序》，东洞言："夫仲景之为方也有法，方证相对也，不论因也，建而正于毒之中，此之谓极也。"意在说明仲景制方用药之法是"方证相对"，因此将"方证相对"作为处方用药的法则。"盖视毒之所在，随发毒之证而处方，仍毒之所在如故，而证异于毒之所在，则因其异而异其方。"❻ 这种因毒处方，方随证转即为东洞处方的法则，而不汲于病因的探索，因病因不可见，病证犹可求，故求可见之证，而不索难窥之因，临证之时只要病证与方证相合，则可径予该方无疑，这就要求对病证搜罗无遗，方证熟记胸中。东洞先生的"方证相对"提出后，曾受到他人的责问，亦被后人所发展。"方证相对"是众多古方家处方用药的法则，实有必要剖析其理论根源，其理论依据究竟是什么呢？当我们仔细研读《伤寒论》时就会发现：《伤寒论》中的某些词句确实让人产生运用方药必求"方证相对"的联想，"观其脉证，知犯何逆，随证治之"暂且不论，通脉四逆汤方后注清晰地标有"病皆与方相应者，乃服之"等字样，可以说这是最接近"方证相对"的一种提法，它是否即可理解为"方证相对"呢？钦望贤达者仲裁。在此令笔者大惑不解的有两点：其一，中医学所谓"辨证论治"的原则究竟兴起于何时？它的上限是秦汉抑或金元，如果是秦汉，唐代之《千金》《外台》诸病下罗列众多治方当作何解释？其二，是否在秦汉时期曾存在着"辨证论治"与"方证相对"两种治疗疾病的思路与方法，宋金之后，持"方证相对"说者渐隐，而倡"辨证论治"者始占上风。

三、疾医论

东洞先生据《周礼》分医有四的记载，力倡"疾医"之论，详"疾医""食医"之辨，认为：自汉以降，"疾医之道熄而不炳，阴阳之医隆而不息，夫阴阳医者，以五行为规矩准绳，滔滔者天下皆是也"❻。面对"疾医摧而阴阳医作，阴阳医破而神仙医兴"❻ 的局面，东洞上求古训，以食医掌和王之六食、六饮、六膳，疾医掌养万民之疾病为据，指出食有养之意，疾有攻之意，两者当有不同的理论体系，不可以食医之法混论疾医，对阴阳医、神仙医之论更不能取。经多方之考证，始悟疾病之道在于攻，以毒攻毒即疾医的唯一法则。

第三节　杂病诊治特色

东洞先生屡起沉疴，常以简捷之方，起危证痼疾，尤善于峻猛药的使用，堪称善用仲景之方者。东洞治验，主见于其门人严恭敬的《建殊录》，其共载医案 59 例，皆东洞平日治验最著者。59 例医案中，东洞应用处方 35 首，于此处方中，对峻烈药物的应用自不待言，然以平和之剂治疗顽疾，亦发人深省。

一、精于识证——反常的思维

《建殊录》载记痿癖案："丸龟候臣胜田九八朗女弟，患痿癖，诸治无效，先生诊之，体内眴动，上气殊甚，为桂苓术甘汤，须臾尿二十四行，乃忽然起居。"（下选病案皆出《建殊录》，故不注）在痿癖诸治无效的情况下，东洞并未采取"治痿独取阳明"以补益气血、强筋壮骨、祛风胜湿之法，而是抓住了"体内眴动，上气殊甚"的症状，投以治"心下悸、上冲、起则头眩、小水不利"的苓桂术甘汤，使水毒由小便而去竟获奇效。又如小柴胡汤治疗水肿案，并未以淡渗利水之五苓散、逐水之十枣汤，亦未被"水肿"障于眼目，而以患者有"胸胁苦满，心下痞硬，四肢微热"为标的，以小柴胡汤治愈。这种反常的思维，不拘常法的治疗，之所以获取良效，乃在于东洞先生识证精确。

二、审时度势——间断攻下法的使用

世人皆知东洞善用峻药，行攻下之术，但不知东洞应用攻法是审时而施，度势而行，非一攻而终。在东洞的医案中虽有一攻却病者，但剂不过十，而间断的攻下方法恒多，如治五岁男儿病哑痫，言"时以大陷胸汤攻之"；治某书生因苦读忧郁病狂者，除以柴胡姜桂汤外，曰"时以紫圆攻之"；治某女头疮所致失明者，除用桂苓术甘汤及芎黄散外，复"时以紫圆攻之"。因此可见，东洞对攻下法的使用多是间断性的应用，察病者有可攻之时方用之。

三、急证以峻方，怪病责痰瘀

治疗急证必用峻药，在东洞的治验中可谓俯拾皆是。如治疗某禅师肿胀，二便不通，仅存呼吸，与备急丸十日而痊；治疗三岁男童痘疹，痘灰色无光，咬牙喘渴，不胜闷苦，与紫丸泻下而愈诸证；治其四岁之女痘症，疮窠概密，色紫黑，牙咬喘鸣，亦投紫丸而痊。先生治急证者如此，而每治怪病，若痫哑、狂癫多责于痰，滚痰丸为首选之方，若治仆人积年之痫即为其代表。

此外，东洞杂病治疗特点尚有一方独守，数变其方与多方共进者，于此则不一一述及。

东洞一生，以光复疾医为己任，向中国传统医学宣战，向金元医学冲击。在复古旗帜的掩护下，试图创建日本式的中医学。以其简明之理论，易行之医术，风靡当世，成为真古方派之开山。虽然其医论医术不乏偏颇，但毕竟节省了人们的思维，简化了繁琐的推理，虽未能尽释科学之始末，却也道出了真理的某些内涵。

注释

❶ 吉益东洞《古书医言·卷四》

❷ 吉益东洞《类聚方·自序》

❸ 吉益东洞《方极·序》

❹ 吉益东洞《药征·跋》

❺ 吉益东洞《药征·自序》

❻ 吉益东洞《古书医言·卷二》

❼ 吉益东洞《古书医言·卷一》

❽ 吉益东洞《古书医言·卷三》

❾ 鹤元逸《医断·治法》

❿ 吉益东洞《古书医言·卷四》

第五章

吐法的弘扬者——永富独啸庵

永富独啸庵（1732—1766），名凤介，字朝阳，享保十七年（1732）生于长门。其父胜原翠。据其《漫游杂记·卷之下》言，其幼"慕古人之节，好圣贤之书，而苦寒乡无师友"。年十一岁时，东游京师，无所遇而归，入赤马关永富氏家为养子。因其养父永富友庵，师于关丰之香月牛山，修李杲之术，故得与学。年十三，游于秋府，从井上氏修丹溪之方，又旁习经学于山县周南。年十四时，游学江户，睹时医"颠冥利欲，佞给迁次"❶，遂生厌弃医方之心。年十七奉养父之命，再返赤马关，再入秋府，复学于周南先生，益坚厌医之志。后闻山胁东洋、香川修庵之名，再入京师，经同僚栗山文仲引见，得入东洋之门。从东洋先生学习"古医道"，一年而返，自此始坚以医为业之志。年二十一，往前越，从奥村良筑处受吐方之法。年二十九，因病离家漫游。三十一岁定居大阪，行医之暇，从事著述。明和三年（1766）三月五日病逝，时仅三十五岁，葬于藏鹭庵。著有《漫游杂记》《吐方考》《囊语》《梅疮口诀》等。

第一节　思想与认识方法

　　纵观永富独啸庵的著作，可见其思想上的"尊古崇圣"，认识方法上的"唯物求实"。这种世界观的形成绝非偶然，既有其社会背景，又有其主观因素。因永富氏所处时代，恰为日本的"古学"大兴之时，且独啸庵本人，少"慕古人之节，好圣贤之书"，曾两度师事儒学大家山县周南。而山县周南为日本"古学派"一代宗师——荻生徂徕的高足，是荻生徂徕古文辞学强有力的张扬者。荻生徂徕在思想上主张复古，在认识观上强调探求事物之理必验于有形。当山县周南将这些理论讲授于十三岁的永富氏，必将在永富氏幼小的心灵中产生强烈震撼，从而对以宋明理学为说理依据的金元医学产生厌弃。独啸庵以古为准的世界观渐渐发展，当从师东洋这位古方家时，师徒间首先在思想产生了共鸣。因东洋虽以医为业，但志在复古，与山县周南过从甚密，东洋的复古思想无疑在独啸庵复古思想的形成过程中起到了"强化"或"催化"的作用，以致永富氏在著《囊语》这部经世之书时，复古思想与唯物求实的认识表露无遗。如《囊语·文武第三》所言"尧舜汤武之道，治国安民之经"，足以表明对古贤的崇拜。《囊语·时弊第五》所谓"虽然影者形之实也，以影为形，以文辞为道，则不亦罔乎，夫影之示形也，不一而定，日朝升，则其影挺挺而长，日既中，则其影伛偻而短，若夫风雨晦冥，则其影泊然不可见矣"，充分体现了求征于"有形"的唯物主义认识观。

第二节　独重《伤寒论》的"古医道"观

　　重视"古医道"的思想于独啸庵的头脑中可以说是根深蒂固的。这一观念的形成可以说是其"尊古崇圣"思想在医学领域中的绵延。独啸庵在初次学儒于山县周南时，即生厌恶李朱医学之心，此显然是受了周南先生"古学"思想的影响。第二次师事周南后，更坚定了厌弃李朱医学的信念。入东洋之门，闻东洋"汉唐以下的数千年，中华无宁谧之日，割据试举，可以逞豪杰之爪牙，谁拘拘这方技之徒？宜哉！其无离伦之才，幸有长沙之书，虽其人不可知，周汉之遗术备存焉。和华今古之医，莫有知其条理而施之术者，生民死于养荣益气之说。非一日也"❶之语，不禁"舌举不下，汗流浃背，生涯之趣，向始定焉"❶，认为"古医道"至深至大、至妙至广，天下已无不可治之病。自此致力于"古医道"的钻研。然究竟何为"古医道"呢？《漫游杂记·卷之上》谓："通本也，何谓通本，有病于此，医能望其色，闻其声，问其证候，审其经历，诊脉、按腹，而后又能测其可大黄、可石膏、可人参……""古医道"既然是诸病诊治的通用法则，有如此巨大的作用，然如何才能学习并掌握"古医道"呢？在多年不懈的探索后，独啸庵得出"凡欲学古医道者，当先熟读《伤寒论》，而后择良师友事之，亲视诸事实"❷。从而确立了欲学"古医道"必从《伤寒论》始的医学认识观，将《伤寒论》视为万病之规矩准绳。认为苟能洞彻仲景原旨，则内伤、外感之治，如握掌中，《千金》、《外台》、宋元之说亦能为我所用。独啸庵将《伤寒论》视为医门之规矩、治病之准绳的观点，显然是受中国清代研究《伤寒论》诸家的影响。于此需对独啸庵所谓"古医道"与东洞"古医道"略做辨析。"近世称古医道者，率皆不学之徒，殊暗天地之理，所言所行，牵强附会，多矫枉过直，恶咽绝食之类矣，或曰论症不论因，或曰药无寒热，是岂古之义哉。"❷独啸庵这段尖锐的批驳显然是针对东洞诸家而发的，同时亦标明了自己所言"古医道"与东洞所谓"古医道"的差异。

第三节　"持重"与"逐机"的治则观

《漫游杂记·卷之上》云："治疗之道二端，曰持重，曰逐机。谓持重者，病深则治一，非迂远而过日也；所谓逐机者，证移则随，非迷惑而转方也。持重者，常也；逐机者，变也。勿能逐机而失于持重者，勿务持重而忽于逐机焉。"由此可见，"持重"与"逐机"是独啸庵治疗疾病过程中的两大原则，这两大法则体现了具体问题具体分析的辩证法原理，体现了解决问题先抓主要矛盾的精神。我们知道疾病的具体治法是针对疾病的性质而确立的，根据疾病表现的不同，必施以不同的治法，仲景氏既有"先表后里""先里后表"的示例，独啸庵"病深则治一"的"持重"观，即在言知疾病深重的情况下，应首抓病证关键，破其症结，而非"四面出击"，或随意更方，以期一举歼破。主病一除，则并发者、继发者可自然痊愈，纵然不愈亦易于治疗。然而疾病变化多端，发展趋势不一而定，故在"持重"的同时，必辅以"逐机"，照顾到疾病的变化，随证变化加减方药或更方。但这种"证移则随"的法则，并非胸无定见，迷惑更方，而是在确认疾病已产生变化的前提下进行的。"持重"是"逐机"的基础，"逐机"乃"持重"的前提，两者一常一变，相辅相成。

第四节　吐法的整理与发挥

中国以吐法治疗疾病，早已备诸《内经》《伤寒》，日本直至江户中期，始有奥村良筑于越前推行吐法。独啸庵与东门因而前去，从奥村翁习吐法之术，凡六十日而返，行之十余年，知其有利于治，故将此法整理成编，名曰《吐方考》。《吐方考》虽仅一卷，数千余言，又无标题，然确稽

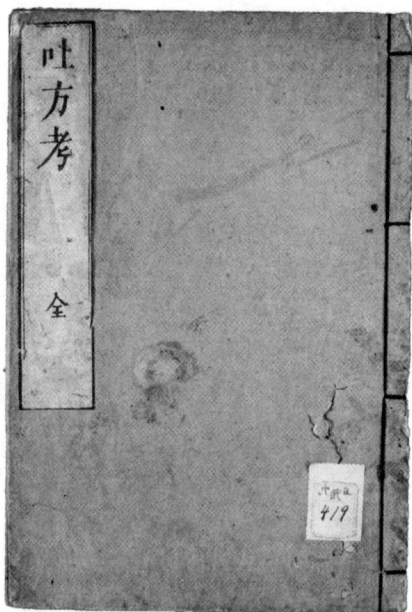

永富独啸庵著《吐方考》（图片来源——京都大学图书馆）

古征今，言出亲试，有关吐法内容靡不赅备。以今而论，可厘定为"吐法的理论依据""吐法的应用指征""吐法的使用方法""吐法的适应病证""吐法的禁忌病证""吐后见证的防治""吐后的自身调摄"等诸项内容，简述于下。

独啸庵吐法的理论依据与其说是《内经》"其高者因而越之"，倒不如说是以《伤寒论》瓜蒂散的应用为大本。独啸庵认为"吐下并行，古之道也，今能汗不能吐，其于能也，不亦难乎"❸。《伤寒论》既已汗、吐、下三法并行，且独啸庵以《伤寒论》为治万病之规矩，欲学"古医道"必先熟读之，由此推断其使用吐法的理论依据为仲景氏《伤寒论》。吐法之应用，必有一定之目标，即何时可以应用吐法，独啸庵认为"病在膈上者吐之，是用吐方之大表也"❸。即病在膈上是应用吐法的最大指征。然仅凭病位之上下，尚不足以确立吐方，必视病人腹气虚实，腹气不坚者，决不可与之。将腹气虚实作为判断能否应用吐法是古方派的特色，亦为与中国医学之大异。吐法的适应范围非常广泛，如诸气疾、诸积聚、胸有蓄饮、小儿癫痫、狂痫、淋疾、浊症、宿食、黄疸、痿躄初发、疟疾、肺痈、中风偏枯，"反胃诸呕尤可吐"❸。在此需要补充说明一下永富氏使用吐方的目的。独啸庵应用吐方的目的有两种，一为直攻病源的正治之法，即服吐方祛邪于体外，使邪去正安。除此尚有一种与"提壶揭盖"法相类，以"权变"为目的的使用方法。如"月事积年不下，心下痞鞕，抵当诸药不验者，吐了再服"。此时应用吐方，非直接对病，是通过吐法，再以他药取效的权宜之计。关于吐法的操作使用，独啸庵谓："用吐方之时，既吐则饮白汤，饮则须吐，吐之宜探吐。" ❸ 吐法的使用次数可视病证不同而定，若"伤寒吐之不宜过二三回，得一快吐则止" ❸，而"狂痫可数吐之" ❸。关于吐后诸证的防治，独啸庵认为吐后气逆者，需用下气之方，如三黄汤或承气类。如吐过不止者，宜进冷粥或冷水一杯。吐血者，应直止其血。瓜蒂中毒甚者，服麝香三至五分以解其毒。吐法之施，每易伤及正气，故于吐后，需要谨慎调摄。独啸庵谓"吐后三五日，当调饮食，省思虑，不可风，不可内，不可劳动" ❸，以免因劳动病，饮食伤人。吐法虽然是祛邪治病的大法，但并非任何疾病皆可用之，纵然是属病在膈上者，亦不得施用，吐法的禁忌证有噎膈、痨瘵、鼓胀等。这类疾病吐之非但无益，反能促其命期。此外对妊娠、产后吐血、产后咳血、梅毒、血崩亡血、血虚家及年过六十者，亦当慎用或忌用。

　　永富氏对吐法的运用，有一法独施者，尚有诸法共用者，如"小儿癫痫十岁以里者，吐之后，灸数千壮" ❸ "口吐大便者，吐之后服附子泻心汤、生姜泻心、半夏泻心之类" ❸。同时据病种的不同，选择方药亦有差异，如宿食黄疸、气疾、积聚、痫狂、淋浊以瓜蒂散，治疟则以常山，治肺痈未见浮肿者用桔梗白散等，这皆是应引起我们注意的。

第五节　实证亲视的经验总结

　　独啸庵周游四方，博学强记，且朝闻夕试，必求验于己，充分体现了古方家一切以实事为先的精神及对医学经验的重视。《漫游杂记·卷之上》谓："凡医生无师授宪章之事，亲试病者多年，自然善治术者往往有之，较之夫徒守师法，不经事之徒，不可同日而论也。"故而独啸庵所得出的经验结论毫无虚浮夸张之语，令人信服。独啸庵的经验可以说是多方面的，如在病因学上发现鼓胀可能与遗传有关，谓："鼓胀多得之于天，盖受体之初，胎秽结为癖，潜在腹里，壮年后，劳动心志，修养失其宜，则因发于鼓胀，故父子兄弟连发亦往有之。"❷ 诊断学上发现了类"奔马律"，其谓"伤寒二三日，虚里如奔马或心下痞硬者，后多为大患"❷；药物学上发现"家猪胆通壅滞、疗逆气，功不让熊胆，熊胆多疑似物，非精于鉴赏者，不能辨也"❷；在方剂上亦证实了很多效果卓著的经验方，若治乳不出方、治顽癣方、葳蕤解毒汤等。对他人经验言论不实者则予以更正，若对奥村良筑的"癫痫服吐方痊"的论述，曰："余西归之后，试之不啻数十人，仅愈一二人，医生之妄诞，虽耆宿亦如此。"❸ 奥村良筑乃独啸庵的吐方传授者，对自己老师亦敢道其不足，实属难能可贵。由此亦可窥独啸庵一切以实证为准的原则，亦增加了独啸庵经验结论的可信度。

永富独啸庵，这位东洋先生的高足，发扬了东洋的实证精神，继承了奥村良筑的吐法经验，为吐法在日本的传播起到了不可磨灭的作用。《吐方考》是日人研究吐法的最早专著，但其所论吐法属中医的八法之一，和张从正"凡上行者皆为吐"的广义吐法有质与量的区别，故不能将此二者等同。同时亦应看到永富独啸庵虽倡言"古医道"，但对当时已传入日本的荷兰医学，并非执否定批评观点，《漫游杂记》一书中，即记载了荷兰医学所传治术与方药，且多持推许之态度。

注释：

❶ 永富独啸庵《漫游杂记·卷之下》

❷ 永富独啸庵《漫游杂记·卷之上》

❸ 永富独啸庵《吐方考》

第六章

纵横《伤寒论》的注释家——中西深斋

中西深斋（1724—1803），名惟忠，字子文，通称主马，深斋乃其号也。享保九年（1724）生于京都。深斋少而好学，初以儒学为志，游学江户数年。返京都时，闻吉益东洞倡导古医方，遂改初衷而遁入医门，师事东洞，时年三十有八。深斋笃学博览，见出于人上，续鹤氏《医断》，以免鹤元逸一篑之亏，答赤松愿书，以解恩师之难。因东洞著述难明，恐世人误解殆人，故欲著更为世人所能接受领悟的医书，遂择《伤寒论》的注解以为专攻。享和三年（1803）春病殁，享年八十岁，葬于东福寺庄严院，墓在恩师东洞翁的对面。

第一节　著述与研究方法

深斋的著述有《伤寒论辨正》《伤寒名数解》。为著《伤寒论辨正》，深斋闭门谢客达三十年之久，其间刻苦砥砺，反复雕琢而成是书，独到见解随处可见，具有"独创名著"之誉。人称欲读《伤寒论》注解书，《伤寒论辨正》当为首选。该书六卷，起自《伤寒论·辨太阳病脉证并治上》，

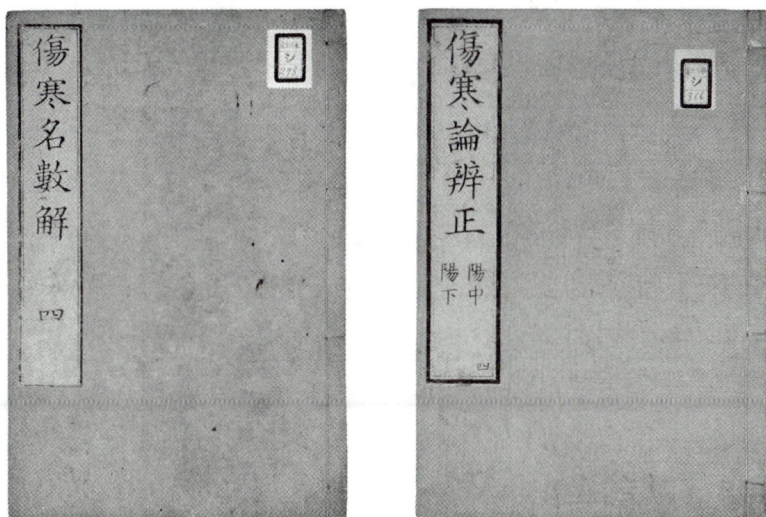

中西深斋著《伤寒论辨正》6卷凡例1卷、《伤寒名数解》5卷（图片来源——京都大学附属图书馆所藏）部分

终于《伤寒论·辨阴阳易差后劳复病脉证并治》，而逐条予以解说。《伤寒名数解》五卷，自"题名辨"始，至"古今方"终，共对42个问题进行论述。《伤寒论辨正》《伤寒名数解》是深斋研究《伤寒论》的经纬之作，前书可称是对《伤寒论》的纵向研究，而后者则是对《伤寒论》的横向阐发。前书侧重于分析，后者偏向于综合。自谓："举以辨之，推以正之，所在有《辨正》之著也，《辨正》之于著，明于名数为先务，所以有名数之解也。"❶深斋虽学出东洞，但在《伤寒论》的研究方法上与其师不侔。众所周知，古方派虽以《伤寒论》医学为中心，但从事注解式研究者指不易屈，多从实用或实证角度出发，或类方之治，或征药之能。南涯虽有《伤寒论精义》之作，但亦为证明其"气血水"说；香川氏《一本堂行余医言》卷之二十虽专论《伤寒》，亦仅为摘要而已。所以深斋实为古

方派中从注释角度研究《伤寒论》的第一家。由于研究内容的相同，研究方式的一致，《伤寒论辨正》与《伤寒名数解》二书与中国医家从注解角度研究《伤寒论》有着诸多的相似。《伤寒论辨正》一书的逐条注解，与成无己《注解伤寒论》的形式相一，其立意与方有执的《伤寒论条辨》有着一致性；《伤寒论名数解》卷二、卷三对《伤寒论》常见症的辨析，又可见成氏《伤寒明理论》的缩影；对"三阴三阳""合病并病"的专题论辩，其形式又见诸柯琴的《伤寒论翼》。

第二节　认识与思想方法

深斋对《伤寒论》的认识可以说是一种综合性的认识，并非本一家之言，并已或多或少地表现出一种折衷的倾向。这一点主要体现在"信"与"疑"、"古"与"今"两个方面。在"信"与"疑"上，深斋的怀疑精神远不似东洞强烈，对《伤寒论》的认识，除对原序、平脉、辨脉、伤寒例诸篇疑非仲景所述外，对仲景所立之规则倍加推崇，针对古方家引为论证依据"尽信书不若无书"的孟氏语，而提出"不尽信书不若无书"❷的主张。认为"仲景氏之所以能极其变化，能致其妙用，使后人据以行之者也，岂非规则哉？不可不循也"❷。对东洞的《伤寒论》唯方可取而论不可取、生死与医无关的观点亦提出质疑。对"古方派"与"后世派"的评价，深斋一反古方派认为后世派毫无可取之处的观点，以为"虽宋元诸氏之遂还辕轭，擅搅旧辙乎，非全无一二之所得矣。乃取其所得，以应夫变态百出，则亦足以博吾之术，岂不亦愉快哉"❷。并对古方派"驰于疏漏，失之于浅"❷提出了批评。深斋的这一观点乃导源于孟轲"于武成取二三策"的主张。

第三节　学术思想

一、三阴三阳表里说

在深斋研究《伤寒论》的两部著述中，对三阴三阳的论述可谓不厌其详，反复强调"三阴三阳者，表里之统名，而外内之分也"。认为仲景虽假以《素问》三阴三阳之名，但已非《素问》三阴三阳之实，故以经络释三阴三阳者非，三阴三阳唯在言表里、统内外而矣。从整体而论，三阳为表，所主在热，三阴属里，所主在寒。进一步分言之，则三阳之中，"太阳为表，是其在三阳最浅最缓也"❹，"少阳为表里，是其在三阳，其表稍深于太阳，而其里稍浅于阳明，所以为之半也"❹，"阳明为里，是其在三阳最深而最急也"❹；三阴之中，"以太阴为甚浅甚缓，少阴则较太阴稍深而稍急，厥阴比之少阴则太深而太急也"❹。深斋划分浅深的依据主要是凭寒热之多少，三阳之中以热之轻重分谁重谁轻，三阴之中以寒之轻重别孰缓孰急。故三阳之中，发热恶寒最为轻浅，往来寒热则较深较重，身热最为深重；三阴之中，自利不渴，手足温者甚浅甚缓，手足寒则稍深稍重，四肢厥逆则甚深大急。深斋对深浅、缓急概念的运用，似沿习了后藤艮山所创的"深浅缓急"。三阴三阳的表里深浅如此，然其具体所在为何？深斋言"太阳者以头项及肌肤为其部位矣，而在表之表者矣"❸"少阳之于心胸，阳明之于胃府"❸三阴皆具于内，故其部位隐然不可见，反对以太阴为脾，少阴为肾，厥阴为肝之说，指出"其于部位，虽如其可指乎，未必强之于此，而必稽之于脉证焉"❼。可见深斋关于三阴三阳具体部位的划分原则是稽诸脉证的。太阳之所以以头项肌肤为部位，因其脉证有脉浮，头项强痛而恶寒。少阳所以以心胸为部位，以其有心烦喜呕，胸胁若满。阳明所以以胃府为部位，以其有腹满便难……故三阴三阳之部位，皆稽诸脉证，未必强配脏腑。可以认为，深斋所言三阴三阳的部位，即脉证所见之部位。

二、合病并病论

仲景虽立三阴三阳以统百病部位，但此属一般性概括。然病变复杂，涉及表里者，难以三阴三阳分统，故更设合并之名，以概括多属性多层次的病理变化，唯此复杂疾病方无所遗。深斋曰："盖合也者，谓在其始也，而既以太阳阳明及少阳之脉证之相交见者也；并也者，谓未离于太阳之脉证，荐及于阳明少阳者也。"❺对合病并病的解释，深斋未有高人之处，然深斋之论合、并之名主要在于治，而欲明其治，必先别合病、并病的轻重缓急，"二者之于轻重缓急也，合病为最重最急矣，并病之于合病虽若稍轻稍缓乎，不若太阳之最轻最缓也，故并病亦不为不重且急矣，以其荐及于阳明少阳也，合病之所以最重最急者，以其始而既已交于阳明少阳也，此皆三阳之变脉证也，乃其治之也，亦各有法焉"❺。深斋通过对《伤寒论》中有关合病并病原文的分析归纳后得出：合病之治，法有三焉，有将邪透诸于表而经汗解者，治太阳阳明合病的麻黄汤、葛根汤是也；有不宜汗下而直制其中者，治太少合病的黄芩汤是也；有直挫其势于里者，治三阳合病的白虎汤是也。并病之治，法有二，表未解者，必先解表，表已解者，方可攻里，此为先表后里之法；再明太阳阳明并病之治，而太阳与少阳并病，汗下皆非所宜，故宜于中间制之，刺大椎、肺俞、肝俞，与小柴胡是也。三阳合病并病如斯，三阴是否亦有合、并之病，深斋认为："三阴亦不得无言焉，唯不设其名耳，不设其名者，以治之一于救里，而无有先后也，仲景氏之设名也，莫不关于治法焉。"❺深斋于此不仅指出三阴亦有合病、并病，且再次强调了合并之名，在于明辨治疗的实用性。但三阴有合病、并病早已见诸柯氏的《伤寒论翼》，故不能视为深斋的独创，然对合病、并病轻重缓急的比较，实少出其右者。

三、脏腑部位说

　　《伤寒论》有心、胃、膀胱、三焦等诸脏腑之名，此是否为《内经》中所言的五脏六腑？对此，多数医家将仲景所论与《内经》所言等同，从五脏六腑进行诠解，而深斋则认为五脏六腑非仲景所论，以其论脏唯心，论腑唯胃、膀胱、三焦，且因脏腑居内，不可得窥，故仲景所论诸脏腑名仅指部位而言。"大抵膈间为心位，为上焦；从心下至脐为胃位，为中焦，少腹为膀胱位，为下焦。"❻ 深斋这种见解，并非毫无道理，因《伤寒论》论及脏腑时多与部位相关的词一同出现，如曰"心中""心下""胃中"，论症状则言"心中窒""心中懊恼""心中结痛""心下痞""心下痞硬""正在心下""胃中不和""胃中虚冷""胃中有燥屎"，显系症状出现的部位，并非指五脏六腑中的脏腑。深斋将《伤寒论》中所涉心、胃、膀胱及三焦的条文分析比较后得出"心、胃、膀胱及三焦为上中下之部位，各具其外候而与其相符，则能尽而不遗也，岂可与后世之直索五脏六腑及三焦于内，缠绕为之说，不得其实者同类而语也矣哉"❻。深斋之所以提出仲景所论脏腑与《内经》所言不一，除上述原因外，尚与当时日本医家已洞见脏腑真相及古方家排斥金元医学的立场密不可分。因五脏六腑真相已明，且与《内经》及金元医家所言相异，承认《伤寒论》与《内经》所论脏腑相同，无异于否认了《伤寒论》的学术价值。不得不指出深斋对中医传统理论中所言脏腑的理解，有重形态而轻功能之失。

四、腹脉并重论

　　自后藤艮山创《伤寒论》系统腹诊，经吉益东洞的大力提倡，在诊法上形成了先证而不先脉，先腹而不先证的思潮，且渐有废除脉诊之势。针对这种偏激的作法，深斋据仲景之论提出了腹脉证并重的观点。《伤寒论辨正》中首言："凡病之于转机，千变万化，靡有穷极焉，然体已所有病，则转机形乎外，乃其形乎外者，在脉之与证，未始不具于体焉，乃推之于外，而察体之所病者，厝脉何由，故脉必须证，证必须脉，脉证相须，而后转机可以尽焉。"❻ 首先论述了脉证的重要性，并强调二者需相须为用。于《伤寒名数解》一书，对重腹轻脉的做法提出了强烈批评，谓："后之医流或必于脉，而不及腹，或必于腹，而不及脉，泥一而遗一，将欲以此而尽之耶？夫疾病之千品万端，悉机于内而形于外焉，乃候诸外，而察诸内者，惟脉之与证而已，仲景氏之论脉证也，有阴阳之分，有轻重之别，上之头顶，下之四肢，或心中，或心下，或腹中，或少腹，饮食之多少，前后之利不利，各其外候之具，并其脉诊，千品万端，莫所不尽焉，脉证之所以相依不离也。腹中之不可得而洞视，候之于皮上，则与脉诊何异也。若必以脉诊为臆度，则腹候亦无非臆度也。脉不必远，腹不必近，均之在于外候，则脉犹证，证犹脉也，腹何出乎证之外也。"❼ 腹诊脉诊皆为诊断疾病的方法，是医家长期经验的总结，二者本无优劣之分，皆有其适应的最佳范围。若病在于表，所见变化多在脉与证，腹部变化较轻，故不必拘于腹候，而病在于里，则应于脉证之外征之于腹，以求诊断全面无失，若必分孰优孰劣，无限夸大或否定一方则未免失之过激。深斋能站在古方派的立场上提出此观点，实难能可贵，因与深斋同门的鹤元逸早已将脉比面，谓人人不同，视脉诊为臆了。

五、治术三权法

"医之临术也，有三权焉，何谓三权乎？一曰体位，二曰病位，三曰药位，体有强状羸弱之分，病有轻重缓急之势，药有大小多少之略。各辨其位，以识之于躬而蔽之，是之为三权也。三权之相持而不衍，是之谓能执术也。"❽ 深斋三权法的提出，确有其实际意义，强调了治疗时应权衡此三者，使药无过与不及之虞。其所言三位，实寓体质因素、病位病势、药量药效于一体，其欲使药物与患者体质、病位病势相吻合的主张，实令当时执补嗜攻者猛醒。因于深斋之时，医界泥补拘攻者各执一端，不问病人强壮赢弱，不求病之轻重缓急，唯言攻其毒，或谓补其虚，皆自以为是，视己为医道正途。由于深斋强调三位一体，强调综合考虑人、病、药三大因素，不仅有益于治疗，且切中时弊。此又令人们想到深斋用药处方的另一原则——"方从表里"。深斋之所以反复强调三阴三阳为表里之统名的部位概念，非仅是一种解释而矣，其目的在于便于施治。"三阴三阳之于方剂，各随其部位而异宜也，部位不明，方剂不适，方剂之异其宜，莫不随其部位焉，是以先明其部位为务。"❽ "夫脉证之有浅深缓急也，方剂不无坦夷劲骏。"于是在《伤寒名数解》中，深斋对方剂进行了分类，以麻黄汤、桂枝汤、桂枝麻黄各半汤、桂枝二麻黄一汤、桂枝二越婢一汤、葛根汤、大青龙汤、小青龙汤为专于表之剂；白虎汤、猪苓汤、三承气汤为专于里之剂；大柴胡汤、小柴胡汤、柴胡加桂枝汤、柴胡桂枝干姜汤、柴胡加芒硝汤、柴胡加龙骨牡蛎汤、黄芩汤为间于表里之剂。三阴之中，虽未立表里，但太阴以理中汤、桂枝加芍药汤；少阴以附子汤、真武汤、桃花汤、白通汤；厥阴则以四逆汤、通脉四逆汤、四逆加人参汤、通脉四逆加猪胆汁汤。至于葛根黄芩黄连汤、五苓散、茯苓甘草汤、小建中汤、桂枝加厚朴杏子汤、桂枝人参汤等则属兼表与里之剂，方剂经过如此分类，则"三阴三阳之统脉证，而方之旋转运用也"。

中西深斋，这位注解《伤寒论》的大家，为研究仲景医学穷毕生之力，有所心得者远不止如上所举，若其训"寒"为"邪"，远较将《伤寒论》中 202 条的"寒"释为"六淫"之一者为上；区别伤寒、中风，"谓其重者为寒，调其轻者为风"❾，以两者"惟轻重之别已"一语道破，似比凿分风邪与寒邪者要简洁高明得多。将《伤寒论》常见症一一予以辨析，叙症之由来，明所处之部位，而一统于阴阳，分属于表里，确有持简驭繁、纲举目张之实效。深斋虽从注解角度来研究《伤寒论》，但非为注解而注解，而仍以实用为目的，以有益治疗为原则。缘于深斋的见解精辟，直指实用，故其所注所论为日本考证派医家所称许，并直接或间接地影响了中国近代《伤寒论》的研究。

注释

❶ 中西深斋《伤寒名数解·题名辨》
❷ 中西深斋《伤寒名数解·古今方》
❸ 中西深斋《伤寒论辨正·辨太阳病脉证并治法上》
❹ 中西深斋《伤寒名数解·三阴三阳》
❺ 中西深斋《伤寒名数解·合病并病》
❻ 中西深斋《伤寒名数解·脏腑三焦》
❼ 中西深斋《伤寒名数解·方从表里》
❽ 中西深斋《伤寒名数解·三权》
❾ 中西深斋《伤寒名数解·伤寒中风》

第七章

气血水理论的创立者——吉益南涯

吉益南涯（1750—1813），名猷，字修夫，初号谦斋，后改南涯。幼名大助，后称周助。宽延三年（1750）生于京都，为吉益东洞的长男，母高木氏。大助幼时容姿端严淳厚，如成人持重，有继承其父伟业之志，精研古医道日夜不辍。年二十四时，以倡导万病一毒古医方而风靡一世的东洞辞世后，南涯即嗣父业。教育门人，游者甚重，在籍者既逾三千。若贺屋恭安、中川修亭、大江广彦、华冈青州、贺川玄悦、和田元庸等皆出其门下。文化十年（1813）六月十三日，因病殁于其家，享年六十四岁，葬于惠日山下庄严院东洞墓旁。南涯著作有《伤寒论精义》《医范》《气血水药征》《方机》《方议辨》《观证辨疑》等。另有门人祖述其说的《险证百问》《续医断》。其临床治验被门人整理为《成绩录》《续建殊录》。

第一节　气血水理论提出的医学背景

南涯二十四岁时，被称作古方四大家的后藤艮山、香川修庵、山胁东洋、吉益东洞均已驾鹤归西。亦属古方家的山胁派，从亲试实验的精神出发，积极进行人体解剖，渐向荷兰医学接近。《解体新书》于 1774 年刊行，外国医学传入日本的帷幕已经拉开。国外医学是建立在人体解剖基础之上，医生及世人多认为是正确合理的，并不再像以前那样满足有效及"穷理"，以亲试实验为宗旨的吉益流出现了不满师说而奔向荷兰医学的医家。医学界的保守与革新之争日趋激化，医学界已不再是汉方医学的一统天下。这一特定的历史条件，令南涯不得不倾心钻研既能坚持古方派立场，又能同兰医对抗的理论。

当吉益东洞提出"万病一毒"的理论体系后，立即得到了大批医家的响应。人们被其简洁明快、有异传统的特点所吸引，并为其大肆宣传。但当人们冷静下来，则发观这一理论框架亦有弊端，开始对其理论产生了怀疑。此由龟井南溟诗中可见一斑："东洞先生老学医，经方祖述汉张机，星霜七十穷何久，弟子三千信且疑，万病有源唯一毒，私言虽好耐公议。"❶所以南溟在从师东洞的数天后，即扬长而去，投师于永富独啸庵。众医家的怀疑、指责、批评，使南涯不得不重新审视其父草创的理论，并渐渐发现这一理论上的欠缺。"一毒说"虽然将百病根源简化为"一毒"，节省了人们的思维，但难以解释何处受病，何物受损，即"望云霓而不知晴雨也"；另"一毒"理论亦不尽符合古方家的"求实"精神，不能满足时代的需要，以"毒"释病，尚难令世人信服（假如医家当时发现了"病毒"，恐怕则另当别论）。为适应论辨的需要，便于发病、治病机理的阐发，南涯修订父说，提出"气血水"的理论体系。

第二节　气血水理论溯源

　　《医范》言："夫气血水辨，非余之新说，《伤寒论》书，莫不由于此，先人亦开其端，曰附子逐水，水蛭治血也。"由南涯此语可知气血水理论的来源是以《伤寒论》为基础，并受到了其父《药征》的启示。可以说气血水理论是南涯研究《伤寒论》的心得，此亦可从大江广彦所言"吾先生之于医也，因一《伤寒论》为之辩说"❷得到佐证。但有人或可提出怀疑，说《医范》是对村井琴山指责气血水说而发，为中辨其未背先人"一毒"之旨，气血水说是受田代三喜气血痰理论的启发，无异于气血痰理论的亚流。这一观点似极有理致，因气血水与气血痰仅一字之差，且痰亦水类，但确似是而非。笔者不想否认三喜在《三归回翁医书·和极集》中分析药配伍时使用了大量的气补、血补、痰去、气攻之词，但其气血痰的理论是对丹溪"气血痰郁"说的承袭，其所言气血痰与南涯所论气血水名同实异。《非方议》曾言："凡水之为病，或发汗或利小便，或吐下水，则其证乃已，以知其为水也；血之为病，或吐血下血，或脓肿，或经闭漏下等。诸证动，以知其为血也；气之为病，有其状而无其形，气发散则证尽退，以知其为气也，无征于前者，必有征于后，非空想臆见，有所见之实言。"即一语道破了与田代三喜气血痰的区别，无论从分类原则抑或气血的实质所指，两者皆有显著不同。一言以蔽之，气血水重言物，气血痰多论理。贺屋恭安关于"物者何也？气血水是也，体中之物有斯三而已，其状可知焉，其形可见焉"❸的论述，足证此言不诬。虽然笔者于此强调气血水与气血痰的差异，但这并不等于否定南涯运用了综合方法，抽取了其他学说中的合理内核，因南涯的气血水理论，是在几种学说交锋后的产物，而交锋的结果预示着新的综合的产生。若让我们剖析一下南涯的学说，则不难发现其中含有其他学说的缩影，由"毒无形必乘有形"❹可

见其父"一毒"说的延伸；由"三物之精，循环则为养，停滞则为病"❹
可观艮山"一气留滞"的遗绪；病因上的三分法又很难说清未受三喜的影
响，因为他们同是以"三"为基数，当然以三分法论病因者非自三喜始，
三分法是否导源于道家的"三生万物"亦未可知。至于南涯先生为什么创
立这样的一种综合说，除了南涯所言为求于物以外，我们只能是猜测了，
为对抗兰医的冲击可为其一；为缓解古方派与其他学派及古方派内部的矛
盾可为其二，二者皆可归结于使吉益流医理能适应新时期的新要求，此为
气血水理论提出的最大关键。

第三节　气血水的理论体系

南涯的气血水理论，非仅为一病因学说，凡生理、病理、辨证、治疗、
药物、方剂，均可由此理论统括。

一、气血水的生理病理观

《医范》曰："人之身为阴阳，如平如春，此为常体。若有所偏盛，此
为病患。"这显然是借用了《内经》"阴平阳秘""阴阳偏盛"的生理病理
观。但南涯并不满足论"常"论"病"以阴阳的古法，以其仅言其大体而
已。在"求本于物"思想的驱使下，南涯以气、血、水三物释生理病理。
南涯认为：维持营养人体生命的物质唯气、唯血、唯水，此三物循环周
流，生生不息，是确保人体健康的条件；但水能浮舟，亦能覆舟，气血水
的运行一旦出现障碍，则即可导致疾病的发生，故言"三物之精，循环则
为养，停滞则为病，失其常度，则或急、或逆、或虚、或实，诸患萌起，
各异其状"❹。在此必须明确，南涯区别病与不病的最大要点就在于看气

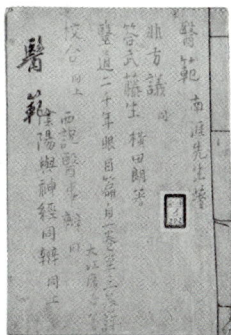

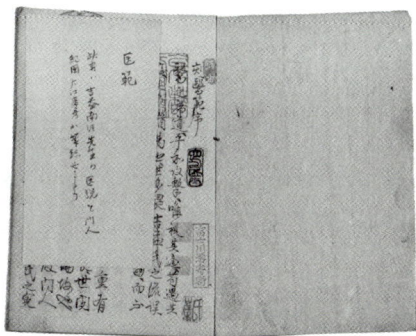

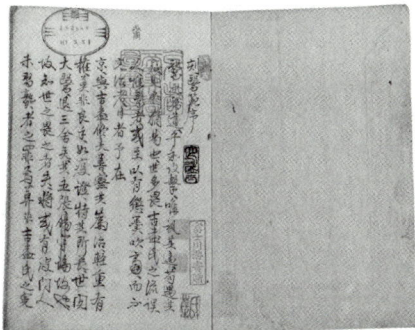

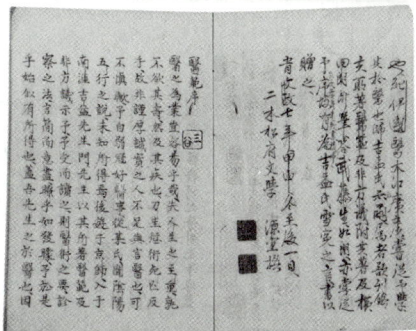

吉益南涯著《医范》1卷合6卷（图片来源——京都大学附属图书馆所藏）部分

血水三物的"动"与"滞"，凡动者不病而滞者病。

二、气血水的病证治疗观

因南涯已不再满足其父的"一毒"理论，提出"毒无形必乘有形，其证乃见，乘气者气变焉，乘血者血变焉，乘水者水变焉"❹。所以辨证必分其在气、在血、在水，否则治之无法。明其病在气、在血、在水后，则血病者治血，气病者治气，水病者逐水。然而同为气病者为何症状有异，同为水病又因何表现不同，气、血、水三者有何关系？此将详于"诊病辨治论"一节。

三、气血水的药物方剂观

既然辨病必辨气血水，那么方剂药物亦不能再以唯攻其毒者释之，故而南涯从气血水角度重新划分药物方剂。《气血水药征》则是这一思想指导下的产物。南涯将药物分为气、血、水三部，气部中复分内位、表位、里位，若黄芩、黄连、石膏、芒硝属气部内位；附子、大黄、地黄、干姜属气部里位；甘草、大枣、杏仁、桂枝属气部表位。血部中分内位、外位，牡丹皮、桃仁、牡蛎、龙骨属内位；栝楼根、葛根、当归属血部外位；瓜蒂、巴豆、薤白、葶苈、贝母、半夏等皆归于水部。方剂虽无如此细致的划分，但已将桂枝汤视为气病之方，麻黄汤归为水病之方，葛根汤则为血病之方。

第四节　诊病辨治论

虽曰诊疾论病一部《伤寒论》而足，但若遇《伤寒论》未载，或诸证杂出者将如何论治？"方此时，聚类推证，以分为三物，辨其主客，审其所在，知其四态，是谓之规矩。"❹ 也就是说当所见病证与《伤寒论》所载相同，可径用仲景之方，但如遇同病异证或异病同证或变证多端者，则应采用辨主客、审所在、知四态这一规矩准绳。

一、辨主客

主客者，有物之主客、证之主客、治之主客。所谓物之主客者，辨病在气、在血、在水。以血为主者，则气水为客；以气为主者，则血水为客。但此物之主客系由察证之主客所得，而知证主客之法在于"主者先见，客者后出"❹。如吐而渴者，以吐为主，渴则为客；满而吐者，发满为主，吐则为客，此知证之主客方法之一。"凡客者动，而主者不动，汗出、下利、雷鸣，皆不水为主也，水为主则或硬满、或支结、不汗出、不下降，为凝滞状也。"❺ 但"气为主者，则动而不凝滞，有其状而无其形，所散则证自退，是气与水血之别也"❻，此知主客法二也。可见知主客之法，一以证见先后，一以证之动与不动，但第二法须知物性之别。另外还须知气血水三物相互作用，互相影响。故成形于外的症状，亦未能悉以为主，如水肿证，亦有因气不行而水滞，或水滞而气不畅者。物之主客既定，则治法可立，气者逐气，血者败血，水者逐水，主去则客散。南涯辨主客的原则与方法与《素问·标本病传论》所言颇类，唯变本为主，变标为客。

二、审所在

《医范》曰："何曰所在，病位也，表里内外是也。一身头项背腰，此为表也，外体面目鼻口咽喉胸腹，此为里也。内外者，出入之辞，以睛舌心骨髓为内极位也。外也者，自内而外出也；内也者，自外而内陷也。对内则表里俱外也，内外者经也，表里者纬也。"知疾病所在位置不同，则可据其所在确立相应的治法，因辨主客之法，仅能分清疾病的在气、在血、在水，尚不能说明具体部位，而不明其部位，纵知何物受损，亦难确立治法。若《伤寒论》中的桂枝汤证、柴胡汤证、黄连阿胶汤证，按南涯的气血水理论划分，皆属气病，同有烦证出现而治疗为何不同，正因为其所在有异，桂枝汤之烦在一身，黄连阿胶汤之烦在心中，柴胡汤之烦在胸中，故用方不同，审所在是诊断过程中的一重要步骤，但尚需与他法互参。

三、知四态

《医范》曰："何谓四态，急逆虚实是也。"可见南涯所说之四态，即证的急逆与虚实，但在其所著《非方议》中又言："夫《伤寒论》系证皆出乎实者也，其证之前后，其证之有无，剧易异证，顺逆同证，皆法之所存也，不可忽焉。"故贺屋恭安在述其师说时将"有无""剧易"亦列入辨证知病之法，大江广彦将"主客""所在""顺逆""虚实""剧易""有无"之辨，名为"六目"。故一并于此论述。

1. 知急逆

"急者顺行进之谓也，逆者却行而退之谓也。"❻因急为顺行，故"急逆"又称"顺逆"。正常情况下，气血水三物循环周身，运行不休，若现急与逆的情况，则属病理变化。气血水三物皆有急逆，但多以气为主，水血之急逆亦多因气之急逆而生。然"气者以腹为本，而所在者以心为极位，故以此立其本，自上而逆，自下而急，急极则逆，逆极则急，物理之常也"❻。可见鉴别急逆之要，主要据物之本性及病之所在。若栀子豉汤证，是热气见于外，故身热烦热，或头汗出，故此心烦为急；而白虎汤证为热气伏于内，不得外达，见口舌干燥或渴，其背反见恶寒，故其心烦属逆。区别急逆的意义如何？知顺逆乃在于理解为何同证而异治。前所言同一心烦，证同而治异，其原因即在于顺、逆不同。

2. 知虚实

"虚者亏而不足之谓也，实者盈而有余之谓也。"❹但虚实皆指精气而言，非谓元气的盛衰，且精气之虚亦因毒之所俾，攻其毒则其精自复，药物是不能补益精气之虚的。故尚不能以"虚者补之，实者泻之"的理论去阐明南涯知虚实的意义。南涯的知虚实只在说明虚实不同，治法有异，并不涉及补泻的问题。如酸枣仁汤证表里无热不得眠，是虚而心烦，承气汤证表里有热、大便必硬，是实而心烦，因而治疗的方法不同。诚如《续医断》所言："盖虚实者，病之态也，不知之则不能分证，虽证同乎，虚实异则治不同，故必说此虚实也。"

3. 知剧易

剧易之辨，《医范》不载。《非方议》虽有提及，然不若《续医断》所言之详，今就《续医断》所言为之论说。顾名思义，剧者，毒之甚也，易者，毒之浅也。毒甚者见证重，毒浅者显证轻，故所谓剧易均属同一证，唯表现程度有轻重之别。如大柴胡汤证，易则心下急，郁郁微烦，或心下满痛，剧则心下痞硬，呕吐下利；吴茱萸汤证，易则呕而胸满，剧则干呕、吐涎沫、头痛，更甚者则手足厥冷，烦躁欲死。知剧易之法在于"凡自觉其苦者，皆其易者也，剧则不自觉焉"。辨别剧易对治疗的指导意义为何？因剧易表现程度不同，即毒之剧而发于"所在"之外，不是所病之"物"相异，故言"物与态则同证而异治，剧与易则异证而同治"❼。所以立"剧易"在于示与"所在"之区别，一证虽有剧易之分，但其施治之法则一。

4. 知有无

《续医断》言："证之有无，亦法之所由存也。"这一论点是本《伤寒论》而提出的。仲景有很多未言证或言"无"某证者，确实有其寓意，在人们多注重了已述证的探讨，而忽略了仲景未述证的意义，因证之有无涉及病之"所在""主客""顺逆"，故分析证之有无，可以帮助区别"所在""主客""顺逆"。如《续医断》所言："葛根汤无发热，桂枝汤无几几，此皆以其物异也；发热证有头痛恶寒则桂枝汤，有呕则小柴胡汤，无他证则调胃承气汤，此以其所在异也；出汗无发热者，自内急迫也，此顺逆之别也。"

第五节　杂病证治心法

南涯对杂病的治疗经验与心得，主要见于门人所辑之《续建殊录》《成绩录》及《险证百问》。但《续建殊录》与《成绩录》所载治验重复甚多。《续建殊录》有48例治验，附录中有41例，在共89例的治验中，使用药方67种。通观《续建殊录》可以发现，南涯所用方剂较东洞广泛，对当归芍药散的应用尤为突出，89例治验中，应用对当归芍药散者竟达16例之多，以致贺屋恭安的《好生绪言》中有"东洞之于柴胡，南涯之于当归，皆是偏也"的记载。但唯有其"偏"，才是其经验之所在。于南涯的治验中，有许多令人深思之处，如治经闭、鼓胀、水肿，皆以《金匮要略》治肠痈的大黄牡丹皮汤治愈。这不仅扩大了仲景方的应用范围，且治水肿以活血之方取效，又证实了血水相关的理论；治疫痢流行以桃仁承气汤、栀子干姜汤互进，竟无一不救。其用方之妙，审证之精，不能不令我们感叹。南涯对杂证治疗心得，更是不胜枚举，现撷其卒中风之论以飨同道。

南涯曰："世所谓卒中风者，痰涎壅塞咽喉，不能息，正气昏冒，不问其症，先可祛其痰涎者，我以桔梗白散，或紫圆吐黏痰如胶者数升，必治。流涎壅咽喉，药汁不下，口开眼闭，四肢不动，厥不复者，即日必死。虽厥复半身动，日如常，药汁得下瞑眩少，眼不闭，精神不正，吼喘不止，面色如醉，手足大热者，一二日死。其引日者，病剧也，虽有吼喘、短气、鼾睡等之症，吐泻得庆厥复，不大热，吼喘短气退，身体安静者必起，其半身不遂者，桂枝加术附汤或乌头汤，兼用南吕丸或姑洗汤、丹，时时以白散攻之，随其症以瓜蒂散亦可。"❽通过南涯的这段论述，可见南涯对中风的论述是分期论治的。初发时急以桔梗白散或紫圆，恢复期以桂枝加术附汤或乌头汤，并兼用逐痰药。这种治疗法，自始至终贯穿着祛邪逐瘀的特色，体现了求通以攻的思想。特别值得提出的是对三物白散的选择，寓意颇深。该方为仲景治疗寒实结胸之方，其方后言："病在膈上必吐，在膈下必利。"即无论邪滞上下，皆可祛而逐之，此方具交通上下之功可知矣，而上下交通无疑有益卒中的痊愈。

　　南涯生活于动荡的年代，自然科学的发展，人们观念的转变，使南涯不得不提出适应时代需求的理论和足以使人们信服的学说，"适者生存"的规律在医学发展中亦体现出来。且因当时文化思想界折衷思潮的抬头，医界折衷派的出现，在南涯的认识观上亦出现了某种折衷倾向，其"方无古今，论无新旧"的提出即是折衷思想的体现，所创立的"气血水"理论亦带有综合抽象几种学说的特点。如今气血水理论已被后来古方家完善提高，继续有效地指导临床。

注释

❶ 贺屋敬《好生绪言》
❷ 吉益南涯《医范·大江广彦序》
❸ 贺屋敬《续医断·物》
❹ 吉益南涯《医范》
❺ 贺屋敬《续医断·主客》
❻ 贺屋敬《续医断·顺逆》
❼ 贺屋敬《续医断·剧易》
❽ 贺屋敬《险症百问·第三条》

第八章

产科手术的发凡者——贺川玄悦

贺川玄悦（1700—1777），一名光森，字子玄。光禄十三年（1700）生，父为彦根藩枪术指导的三浦长富。因玄悦为其庶子，七岁离父去母亲家，改姓贺川。玄悦少则厌恶农事，学针灸、按摩之术，并通其微。为习医学，壮年的玄悦客居京师，白天经营古铜铁器，夜施针灸以求生活之资，自学古医学而独专产科。据山胁格记载，玄悦因在治愈一难产妇后，益为此学，日治产妇数百，名显京师，作《产论》时年六十有七云。玄悦以前的日本产科，多以汤液施治为主，若《启迪集》《半井家产前产后秘书》。产科医生基本上不与产妇接触，而贺川玄悦则从中国的古医籍中发掘并创立了产科较为完整的手术，堪为日本产科手术的发凡者。安永六年（1777），玄悦病殁。

第一节 胎位不正的致病观

对产科病病因的认识，贺川氏未从后藤氏的"一气留滞"与吉益氏的"万病一毒"，而是沿袭了传统中医的某些理论，若其所论病因中有属"六

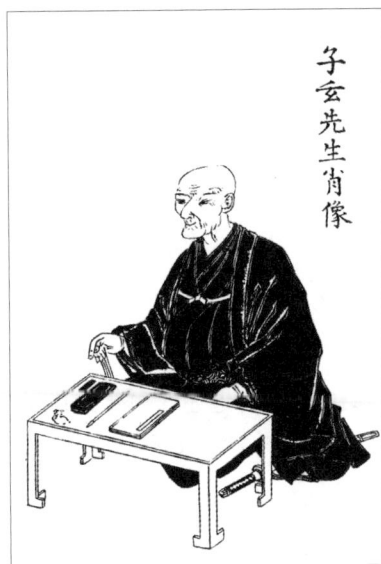

贺川玄悦像（图片来源——北京中医
药大学图书馆）

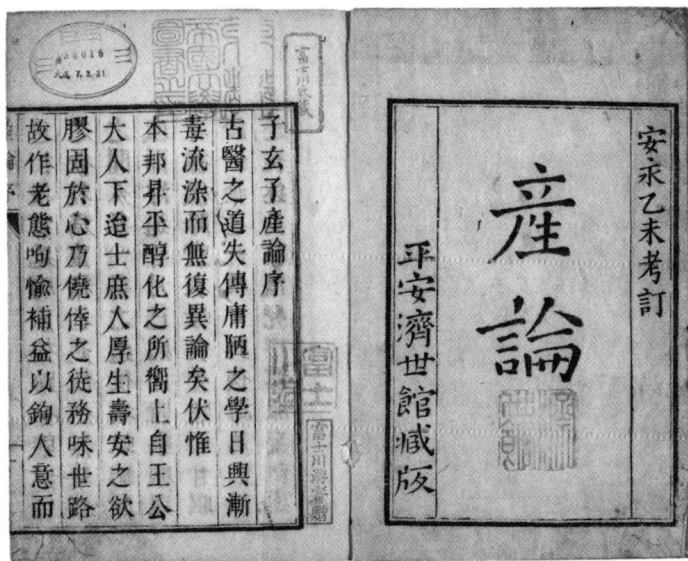

贺川玄悦著《产论》（图片来源——京都大学图书馆）

淫"的风冷之邪，有属"七情"中的"盛怒"及情志郁结，有"瘀血"为患，有"过食"之伤，有跌仆闪挫，有交接压迫。同时又据日本国风习，指出"镇带""产椅"是产科病发生的重要原因。特别值得强调指出的是，贺川氏发现了"胎位不正"在产科病发生中的重要作用。《产论·镇带论》言："子胎一侧，则百祸之大本起于此矣。"《产论·孕育》首先指出妊娠右腿痛不可忍是因"胎之处偏也"。有关胎位不正致孕期疾病的认识，尚未见于贺川氏以前的日本医籍，此难说不是贺川氏继发现正常胎位后的又一大发现。《产论》对病因病机的记述，对传统的病因病机说进行了约简，特别是属中医"病机"范围者，几乎无所触及，而对传统认识的不实之处又进行抨击。如对妊娠禁食川鳞，《产论·孕育》反驳曰："伤产自由母气不足与物伤其胎者有之，岂川鳞之所能为乎。"对逆产、倒产的认识，古代医家咸以产妇用力不当而致。《产论·绪论》驳曰："古时未知其胚胎之初所已倒错，以临产遂变者，妄论耳。"若我们再将《产论》有关病因的论述、写作特点与中国古医籍相比较，则尚可发现一些《金匮要略》《诸病源候论》的痕迹，如《产论·孕育》谓："病候曰：吐血、衄血或卒然胸痛者。测法曰：病得之盛怒，而其气暴逆也。"此与《诸病源候论·妊娠吐血候》所言"吐血皆由脏腑伤所为，忧思惊恐，皆伤脏腑，气逆吐血"对吐血因怒而气逆的认识竟如此相同。对产后腹痛的认识，《金匮要略》言"此为腹中有干血著脐下"，《产论》则认为此为"瘀血"，并皆施祛瘀活血之法，所不同的是一为下瘀血汤，一为折冲饮而已。

第二节　以"术"为先的治疗观

《产论·占房》云："妊娠之治，莫要于临产，而其间救护居十八，而汤药居其二焉，故救护失术则汤药无效矣，然乃今之医，徒论汤药之性，而不知讲救护之术，至其产母坐草起居之宜，与生子临盆死生之候，一任之产婆，漫然不加省，即遇其稍危难者，瞠然疑阻，坐视子母两毙，此岂救患济生者之所为乎。"在这以术为先治疗学思想的驱使下，玄悦穷毕生之力，精研中医古籍，创日本产科治术十一种，开日本以手术治疗产科病之先河。此反复强调玄悦创日本产科治术原因，乃缘于在中国医学的发展历史上早有以手术治疗产科病的记载，若《千金》《外台》，特别是杨子建的《十产论》，实可谓是一部产科手术的专论，其以手法治横产、倒产、偏产、碍产，要比玄悦早千余年。时至今日，仍不乏其临床实用价值。惜宋以后，由诸多原因，中国的产科渐渐偏于专用方药，产科手术未能得到系统的整理与提高，留下殊多遗憾。现将杨氏所论"横产"与玄悦所谓"整横"比较如下，我们自可见其二者的关系。

《十产论·横产》言："横产者，盖儿子下生，先露其手，忽先露其臀，此因未当用力而产母用力之过也……当令产妇安然仰卧，令看生之人推而入去，凡推儿之法，先推其儿身，令直上，渐渐通手中以指摩其肩，推其上而正之，渐引指攀其耳而正之。须是产母仰卧，然后推儿直上，徐徐正之，候其身正，门路皆顺，煎催生药一盏，令产母吃了，方可令产母用力，令儿下牛，此名横产。"

《产论·占房》"整横"曰："探子宫中得手指，若子元曲肱肘见者，医先以手推入之，仍令产妇高枕，而开股仰卧，而后左手入子宫，按拒其所露手指若臂头，而右手就其妇之左边小腹，扪得其胎，用力推上之，务令顺正，则子即生焉。"

由此可见，二者在救治"横产"时，其方法与步骤是何其相似。至于杨氏治"倒产"之法与玄悦的"抒倒"之术，趣意相同，整治方法、步骤亦多相类，可以说贺川氏发展扩充了中国古代产科治术，其发展的关健，在于贺川氏已发现了正常的胎位，了解了人体的解剖。

第三节　对仲景方剂的发挥

　　贺川氏将仲景之方应用于产科，并非原样照搬，而是结合了产科的特点及日本民族的习性，予以加减化裁，方虽来自仲景，而已非仲景之旧，这种不把仲景方作为信条而敢于灵活加减之举，足可为法。若《产论》牡蛎汤，用以治疗孕妇白带量多，较《伤寒论》桂枝甘草龙骨牡蛎汤仅多一味泽泻，变治心阳虚烦躁之方为治孕妇带下之剂；治疗妇人吐血衄血的龙腾饮，较仲景泻心汤仅多川芎一钱；治疗妊娠水肿、烦躁口渴、热而大便秘的龙翔饮，竟是越婢加术汤以苍术易白术而成；治妊娠呕吐、心下逼迫的虎翼饮，亦是在《金匮要略》小半夏加茯苓汤基础上复加青皮一味。药味相差较少的方剂如斯，纵然是药味相差悬殊的处方，亦可看出原方的绰影。若贺川氏用以治疗心下逼满的第一和剂汤，用药虽十味之多，其间竟有五味药与当归芍药散同；治疗妊娠二三月下血块的折冲饮亦可看出当归芍药散合桂枝茯苓丸的痕迹，如此等等，使我们不难看出贺川氏对仲景方的变化，虽然我们难以评判变化以后处方的优劣，但贺川氏能将已变化的方剂应用于产科，无疑是对仲景理论的发挥，其深得仲景精髓似属无疑，其贡献亦是不可磨灭的。

第四节　预顺逆知生死之法

　　产科之要，在于妇人之生产，故知生产之顺逆及胎儿生死之法则显得尤为重要，贺川氏经过多年的观察研究得出知产之顺逆与胎儿死生之法。《产论·孕育》言"凡妊娠之形，尖上者必逆产，尖下者必顺产"，此以望诊知顺逆之法；而问诊亦可用于产难与否的鉴别，《产论·占论》云："如临产而不小便利者，子头不在于横骨中也，非横逆产，则是子已死于腹中矣……如初产妇，痛只在腹，而不下于腰及肛门者，非横逆产，则子死于腹中矣。"腹诊是贺川氏所重诊法之一，故腹诊亦成为贺川氏知产之难易之大法。《产房·占房》言："凡妊娠之状，以手按之，腹中若有界垺，其上张大而下狭小者为顺孕，即以手按横骨上，其子头陷在横骨中矣。其下张大，而下狭小者为逆孕，即以手按横骨上，其上际虚疏，可容两指则知其难产也，如其胎偏侧而头入右股者，不治则知横产也。"贺川氏对产之难易的经验如此，其对辨胎儿之死生，亦有总结，如《产论·孕育》所言"妊娠下黄汁或与赤豆汁""妊娠遂苦腰间重，若负任者"皆为死胎之候。然而贺川氏决胎之死之术，知生产顺逆之法皆是散在论及，其子玄迪在《产论翼》中予以总结归纳，计得二十五条云。

　　贺川玄悦这位日本产科手术发凡者，在继承中国古代产科手术的基础上，创立了较为完整的产科治术，丰富了产科治疗手段，裨补了产科专以汤液之不足，其发现正常胎位，更正了医界沿袭多达数千年的错误认识，为及时纠正"偏胎"，预防难产打下了坚实的基础。若我们站在当时历史条件下分析观察，则更可发现玄悦在"按腹诊孕"方面的成就，尽管其现在已乏实用价值，但当时所起的作用却不可低估。然玄悦为何有如此之成就，除当时产科乏术外，我们只能将其归功于玄悦已明人体解剖和精通按摩之术。

第九章

以天地为师——中神琴溪

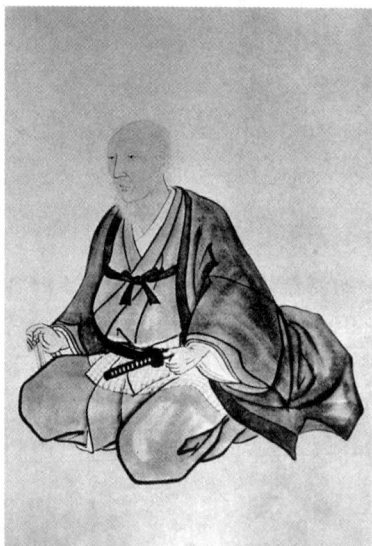

中神琴溪像（图片来源——北京中医药大学图书馆）

中神琴溪（1744—1833），名孚，通称右内，字以邻，琴溪乃其号也。宽保四年（1744）生于江国栗太郡南田村（现草津市南山田町），一般认为是继大津医家中神氏，一说为山田村真宗西念寺往职中神氏的次男。但据中神良太氏所言，其出生姓氏不明，年轻时入京都中神家为养子，学医时已是中年。琴溪先居于大津附近，此期即屡用轻粉治愈大津宿场女郎梅毒。宽政三年（1791）移居京都居界町四条开业，极其繁昌。其后游学江户，游历诸国后，隐居近江田上。天保四年（1833）八月四日病殁，墓在京都府缀喜郡井手町田村新田临济宗永源寺派宝藏院。琴溪少著述，现存《生生堂医谈》《生生堂杂记》《生生堂治验》《伤寒论约言》，仅为门人笔录讲义。

第一节　学术源流

琴溪是一位自学成才的医家，其涉猎群杂，博采众长，取舍有度，一切以实用为宗旨。除青中年时攻读《伤寒论》《古方便览》及东洞著作外，对《内经》《儒门事亲》《痧胀玉衡》诸书亦多研习。有异于诸家的是，琴溪对诸书理论微词颇多，对其治术偏爱甚重。《生生堂医谈》卷下言："凡欲知圣人之道，务弃朱子理学，欲得医疾之术，务去人身理论。凡理者，死物也，道与术皆活物。"基于这种认识方法，势必导致"吾党不取《儒门事亲》之论之理，唯摭取彼人之术"，"郭右陶《痧胀玉衡》，专取放血之术"。由于琴溪重术轻理的学风，使得琴溪在医论上难有所宗，对李朱医学的排斥自不待言，即便是对《伤寒论》亦多诽难之语，对中国医家的攻击如是，而对其所崇拜的东洞亦常反驳，若辨东洞"方证相对"之非，即是明证。

第二节　认识观与思想方法

批判古书之陈言，重视临床之实证，可以说是古方家皆具之特点。但若琴溪如此强烈而不遗余力者，实可谓罕见。琴溪言："夫成良医之要，务在远离规则，如东垣、丹溪之规则，犹如庭院之泉水，从之则生蚊虫；仲景、张子和之规则，犹如湖水，从之则生鲤、鲋、鲶；若吾门远离规则，则如深山大泽，而龙蛇生焉。"充分体现了琴溪诸家不可法，唯我独尊的认识观。此认识观的产生是有一定的历史背景的。琴溪虽然在论证此观时引用了老子"道可道，非常道"之语，但更多的是受当时日本思想界思潮的影响。由于对自然经验的认识，同儒学分化为不同流派相呼应，在文化思想界产生了摆脱学派束缚而对自然进行独立思考的倾向。三浦梅园（1723—1785）的自然哲学观即为其代表。梅园摆脱了对古典的盲从，于其所著《赘语》中言："人虽睿智，但既是人，则不如天，故我以天地为师。"严戒照着人类的类推来考察自然，强调客观地、根据其本来面目来理解自然的必要性。这确是方法论上一个值得重视的主张。这种认识观是如何影响琴溪的呢？请看《生生堂杂记》所言："用心于事实之医，犹如舟师，尽管不读天文之书，但因平生服膺观察山之气色，海之模样及云雾出没，故可推算风雨阴晴无差，平时用心于事实之医，虽不依古书之陈言，但通过观察病人声色，按患者之腹，而知病之所在。"由此我们可以看出在琴溪思想上是何等重视临床实证。

第三节　对《伤寒论》的认识

中外治《伤寒论》诸家，多将《伤寒论》作为万世不易之法则，而琴溪则倡以仲景为臣，不拘《伤寒论》理法。琴溪认为：仲景之作《伤寒论》，乃因古之粗工一以攻毒为要，以峻烈猛剂乱施虚惫之人，而致灾害丛生；或以有限处方应无限疾病；或以方对症为心得，误人性命多矣。有鉴于此，仲景作《伤寒论》以惩前戒后，明以古方为则。拘法而用，则方皆死方、获益极少之实；示古方活用、不拘法则之理。仲景通过误治反复强调疾病变化，而不泥上古主治，宜精察病之虚实与病之剧易缓急，示临机应变施治之术。为戒后人陷于攻击太过之陋习，仲景撰用古传处方中桂枝汤、麻黄汤、大小青龙汤、大小柴胡汤、三承气汤、抵当汤、真武汤、四逆汤及其他易用之处方而为书。囿于这种见解，琴溪认为《伤寒论》中的治疗原则不可拘泥，若仅着眼于太阳宜汗、阳明宜下、少阳和解、三阴宜温，则不能读《伤寒论》，因《伤寒论》中有柴胡证具而以他药下之，虽下之不为逆，太阴病有桂枝加大黄汤，少阴有热深厥亦深……其处方用量亦为大略，宜随证加减，道破了《伤寒论》非为教条，而是活用之书的奥秘。

三阴三阳是《伤寒论》的核心，是历代医家注释与争议的重点。琴溪于《伤寒论约言》中谓：三阴三阳是病之符牒，虽为阳证也有重者，纵为阴证亦有轻者，太阳病以邪在肩上部位，故以头项强痛、项背强急为目标；少阳位于肩下心下，故以胸胁苦满、心烦、喜呕、心下痞为目标；阳明位在于腹，故以胃家实、腹满等为目标；三阴病位于腹，据手足冷、寒轻重命名，太阴病以手足自温为目标，自温较常体为冷；厥阴病以手足厥冷为目标，且寒冷程度较少阴为甚。因三阴共位于腹，故无合并之名。不仅说明了三阴三阳的含义，且指出三阴三阳的部位及三阴鉴别、命名依据，并突破了阴重阳轻的传统观念。

琴溪的认识未必无懈可击，见解亦不乏偏颇，若对《伤寒论》的认识唯见其"活"而未窥其"严"，唯视其"变"而未观其"常"，且有以"活"代"严"，以"变"为"常"之势，令人有一叶障目之感，但其崇尚事实，不泥古贤的创新精神实足可贵。

第四节　医论医说

一、重视望闻的诊断观

随着古方派日趋兴盛，腹诊越来越引起医家的重视，特别是东洞流倡"先证而不先脉，先腹而不先证"以来，腹诊有取代其他诊法的趋势，深究望闻之术者日稀，对此琴溪提出诊法宜以望闻为主之论。《生生堂医谈》

言:"诊病之法,望闻为主,问切虽同我之望闻,又以知望闻是否有误之法,近世医道坠地,无知望闻之术者,故以为得此术难者实多,若能用心于此,得此术则亦易矣。"琴溪此说的提出,虽在责难医家对望闻二诊的轻视,但是否受《内经》"望而知之谓之神,闻而知之谓之圣"的影响?古代似乎存在着望闻高于问切的认识,扁鹊传、华佗传、张仲景传中都载有以望闻诊病的史料,这不能说是一种偶然。同时望与闻是人们获取知识、信息并积累经验的重要手段,人们对看到的远较听到的更为相信,眼见为实,耳听为虚,讲的就是这个道理。于此我们亦可看出琴溪实证经验的思想是何等强烈。

二、治病三论

1. 攻邪已病论

琴溪攻邪已病观可以说是对张子和攻邪理论的承袭,并非其所独创。为使我们全面了解琴溪的学术思想,仍将其列于此。《生生堂医谈》言:"治病之大纲,为汗吐下三法。汗者,逐毒之在表者;下者,祛毒之在里者;吐者,条达毒之在胸膈者。此三法,诚医术之宝鉴,而无病不可能也。"这无疑是对张子和"世人欲论治大病,舍汗、下、吐三法,其余何足言哉"的继承。对治疗上的扶正与攻邪,琴溪认为:虽因元气之衰而为病,但攻其邪则元气自复,并以赤犬、黑犬分喻正气与病邪。"谓欲救已伤之赤犬,非持刀棒以击退黑犬,则不能救之,若唯饲赤犬人参以补元气,而不击打黑犬,则赤犬必被咬死,攻击之法犹如持刀棒以逐黑犬,扶正之法则若饲赤犬矣。"这一论点又显然是张子和"若先论固其元气,以补剂补之,真气未胜而邪已交驰横鹜而不可制矣"的变相。治疗上,琴溪虽强调攻邪之重要,但绝非一味强攻,而是主张辨因而施,方随因异。这一观点见于《生生堂杂记》驳"方证相对"之说。其言:"有问方证相对说之非者，师答曰：请以流泪而非悲伤者喻之，若一见流泪概以为悲伤，则大与本意相违。乡间百姓参拜本愿寺而哭，有因感激而哭者；在剧场哭泣有因有趣而流泪者；有因肿物疼痛而哭泣者；有因读古典传说感动而哭者；有因癫痫发作而哭者；有因醉酒而哭者，这与丧父失子之悲伤焉能相同？方证相对说主张不考虑前因后果，察病之时，对剧场之哭或读古典之哭均抚其背以慰之……"姑不论这种驳斥是否正确，但琴溪强调辨因施方的观点已昭然若揭。然而如何推求病因呢？琴溪又创立了前后互参的知因法，其言："吾门知因有术，先考虑前，而后知其因。譬如起烟，欲知烟起之因，若见清水边之黑烟，知其为烧陶；大佛边有黑烟，知为烧瓦……如此前后用心，交叉考虑，以知其因，何难之有。其他知因之术，目下如卧蚕者有水气，小腹急结者，血证也，色鲜明者留饮。"这种前后互参的知因法，体现了局部与整体并重，注意了特殊性与普遍性的结合。

2. 一处达郁论

《生生堂杂记》言："吾门以一处达郁，百骸皆利一语贯之，百病无不愈之理。"由此语可见琴溪氏已将达一处之郁视为愈疾祛病的一重要方法，不能否认这一观点受到了艮山"一气留滞"的影响。因二者毕竟存在着某些一致性，但更重要者，此说的提出与琴溪对《伤寒论》的理解密不可分。《伤寒论》第24条言："太阳病，初服桂枝汤，反烦不解者，先刺风池、风府，却与桂枝汤则愈。"对此条文的解释，琴溪不从众说，认为本病之所以与桂枝汤不愈，反增烦象，乃在于有风池、风府之郁，而以铍针解风池、风府之郁后，再与桂枝汤则疾病痊愈。于此不难看出，琴溪氏又强调了局部对整体的影响。凡一处郁滞必及整体，并将一处之郁视为疾病的症结与关键，故解一处之郁，则百骸皆利矣。琴溪达一处之郁的治疗思想是比较先进的，因抓住疾病关键所在，投以方药，已无散漫无穷之失，能收事半功倍之效。所以琴溪氏反复强调"吾党有察病达郁之术，入吾门之士须知此术"。

3. 攻补不异论

古方派与后世派的攻补之争嚣然尘上，攻补之法渐趋难以两立。在这种情况下，琴溪提出了令人耳目一新、别开生面的"攻补不异论"。《生生堂杂记》曾记载了中神琴溪与矢野道舆对此说的讨论："矢野道舆问曰：师云攻补不异，其说如何？师答曰：古人云'损有余，补不足'，譬如伤寒身大热，口舌咽喉干燥，乃阳火有余，血液不足，是以大黄、芒硝、石膏等攻击有余火热以损之，生不足血液以补之；又四肢厥逆下利、脉微，乃阴寒有余，阳火之气乏亏，是以附子、干姜等攻击有余阴寒以损之，补不足之阳气使之生，然大黄、芒硝攻阳补阴，附子、干姜攻阴补阳，是攻补同归于一。"通过这段讨论，我们可以看出琴溪对攻补的认识确较他家高出一筹，站到了较高的层次，看到了攻、补皆具有双重作用，攻此即等于补彼，补彼亦同攻此，只是一种相对与绝对的区别。这与传统中医理论中的"扶正以祛邪""祛邪以扶正"是非常相近的。对"攻补不异"说，琴溪未能做出更深刻的解释，这是实足可惜且令人感到遗憾的。笔者认为，"攻补不异"可能存在着更深的科学内涵，其所以皆能愈病的原理，可能在于作用了同一疾病的不同环节，对此我们虽然难以出示现代研究的证据，但难以数计的临床事实早已给了我们启示，为什么同一种疾病以不同的治法皆能获效，此正揭示了攻补是通过作用于不同环节而取效的。或问：不同治法与处方所以能取效的原因在于体质不同，而非作用了不同环节。笔者并不反对体质差异对疾病的影响，也不否定药物作用不同体质患者所出现的差异，但同一种疾病必有相似病理机制，对任何因素的作用，决不可过分张扬。然长期以来，医界对攻补的作用唯着眼于表面，没有看到攻补的背后。世上没有唯一的途径与方法，攻补的作用亦非单攻或纯补，这一点是应引起我们注意的。

第五节　改良吐法

日本医界将吐法应用于临床，始于奥于村良筑，复经永富独啸庵、山胁东门、惠美三伯推广，曾一度盛行。但在这些古方大家殁后，施此法者渐稀。造成此道衰落的原因，主要是因吐法的峻烈为病人、医家所恐惧。据琴溪称"良筑诸家每行此法之前，先呼病人之亲属问之，若因药瞑眩而死，亦无怨乎？否耶，然后行之。其服吐药后，使人起病人而拥之，或抱其头，以两手自卜腹推上，咽中探以鸟羽等，医者待其拥抱而吐毕，则卧之。若吐不止则与麝香，如是用药而病家恐惧，亦不再与他药。其先病人上冲时瞑眩颇强，自然损人。世人勿论，即医者亦为大恐。吐剂是杀人之利器，非至此法不行而不已，既有欲行此法者，亦遭病家阻止，有志欲行此者，非此法穷术尽，将成废疾之候者，则不行之。"琴溪在此分析了吐法为医家、病人所恐惧有的原因，同时指出了良筑辈所行吐法之不足。不难看出，良筑辈在未施吐剂之前，先问生死怨否，无疑加重了病人及家属的心理恐惧，药后即使人抱头推腹或探以鸟羽之类，而不待病人药势行否，大有揠苗助长之势，焉有不损人之理。琴溪正是有鉴于此，"依数年之专精，穷研吐剂之服法，而终至不误"。其以瓜蒂为吐剂之圣药，产干越前者为上，精察病人虚实，药量据病位及毒之多寡，用瓜蒂末自二分至一钱，煎汤亦可，或用三圣散，或用一物瓜蒂散，或用瓜蒂赤小豆研末等分。根据不同情况，用豆汁或韭汁或萝卜叶煎汤送下。服药以后，必待病人自行出现呕吐，不可强行催吐，施用抱头推腹之术。若病人虽有呕恶之感，但迟迟不吐者，可以用棉团如枣大者系之以线，令病者下咽后突然拽出，既可得快吐，按此法而行，则瞑眩之状甚轻。由此观之，琴溪的吐法，在用药剂量上考虑了体质强弱，病位之高低及毒之多少，用量较他人为轻。药后亦必待药势已行，在不得已的情况下才施助吐之术，纵然用之，亦求轻柔，这势必减轻病人的痛苦与恐惧。也正因为如此，琴溪每年用瓜蒂数斤，而无一致误者。

第六节　用药遣方特色

琴溪的用药与处方，载于《生生堂治验》与《方函》之中。琴溪擅长峻烈药的运用，且药用品类繁多，仅《方函》一书，对矿物药的应用有铜青、铁浆、绿矾、水银、轻粉、硫黄等；对动物药的应用有鲤、鲋、鳗、银鱼、鸡肝、螳螂等，所用峻猛的植物药有瓜蒂、藜芦、巴豆、常山、甘遂、大戟、芫花等；所用方剂除《伤寒论》《金匮要略》《温疫论》外，还包括本草书所载处方及民间奇效方。然而对这些方剂的运用，已多加减化裁，若加味小建中汤，即在《伤寒论》小建中汤的基础上加甘草、远志各三两而成；治历节风的薏苡附子败酱散芎归通，竟是在《金匮要略》治肠痈的薏苡附子败酱散的加味；至于将萆薢分清饮简化为萆薢、石菖蒲、泽泻三味，治五更泄的四神丸约至五味子、吴茱萸两药，仍可看出对后世方化载的痕迹，而其喜用竣烈药的特点，决定了用方中多攻少补的现实，若玄玄散的应用，汞制剂的应用，皆是这一特点的明证。

第七节　杂病证治举隅

琴溪治疗疑难杂证，擅长于吐法的应用，在《生生堂治验》中，应用吐法治疗杂证二十余种，凡脏结、浮肿、胸痛、瘀血发黄、恶阻等，琴溪皆有以瓜蒂为主治愈的记载。特别引人注目的是，对精神病（癫狂痫）的治疗，琴溪无不施以瓜蒂之辈，且取效甚捷；对梅毒的治疗必施轻粉制剂，这已成为一种规律。又对百治无效的妊娠水肿，琴溪竟以麦门冬、木通二味使之消肿，发展了滋阴利水之大法。尤其值得一提的是，琴溪对仲景方的活用，已臻出神入化的境地，如以甘草泻心汤治愈少女夜游症（狐惑病），以茵陈蒿汤治愈妇女月水过多，以苓姜术甘汤（肾着汤）治愈肺结核（痨瘵），皆扩展了仲景方的应用范围，非深明仲景之学者难以为之。琴溪对药物疗法的运用如此，对非药物疗法亦多发挥，若对失传已久的水法、火法的发掘与继承，以水疗法治愈狂证、高热、喘证，以浸水法治愈小儿脱肛，用铍针治疗肢体麻痹、中风、顽癣，诸如此者，于其治验中多有收录。

　　琴溪是一位博采旁收，一切以实用为先的医家，颇具新意的医论，不拘一格的治术，皆反映了琴溪理论造诣的雄厚与其治术的精湛，其冲破学派之疆界，摆脱对前贤之盲信，从某种角度上讲，这也是其医论治术有所创新的原因。虽然我们不主张怀疑一切，批判一切，但也不主张崇尚古人，不敢越其雷池，适当的怀疑与批判有助于学术的发展。

注释

❶ 中神琴溪《生生堂医谈》卷上

❷ 中神琴溪《生生堂杂记》卷上

❸ 张子和《儒门事亲》卷上

第十章

划时代的古方家——汤本求真

汤本求真（1876—1941）是近代日本古方派大家。据《皇汉医学·自序》言："余少以亲命学医于金泽医学专门学校，明治三十四年卒业，旋供职医院。"因偶读和田启十郎先生所著《医界之铁椎》，始发愤汉方医学的学习，历十八年之久，而后始知，汉医虽旧，若能择其蕴奥而活用之，胜今日西洋医学多矣，但举世之人"竟以欧美新医相矜耀，中医之传不绝如缕"，于是"不忍终默，欲振而起之"，乃作《皇汉医学》。

第一节　折衷汇通中西医学的思想

汤本氏于《皇汉医学·绪言》中自谓："汉方中分为三派，一信医圣张仲景之遗训者为古方学派；一奉晋、唐、宋、元、明、清之医术者为后世学派；一为不分古方及后世者为折衷学派。余系深信古方派。""余所宗古方派中尾台榕堂氏所著《类聚方广义》。"此首先标明其属于古方派的医学立场，并道出了学术渊源。然此毕竟仅标明了汉方医学中的立场，尚未能代表医学思想，而在《汉方医学解说》自序中，折衷中西医学的思想则表

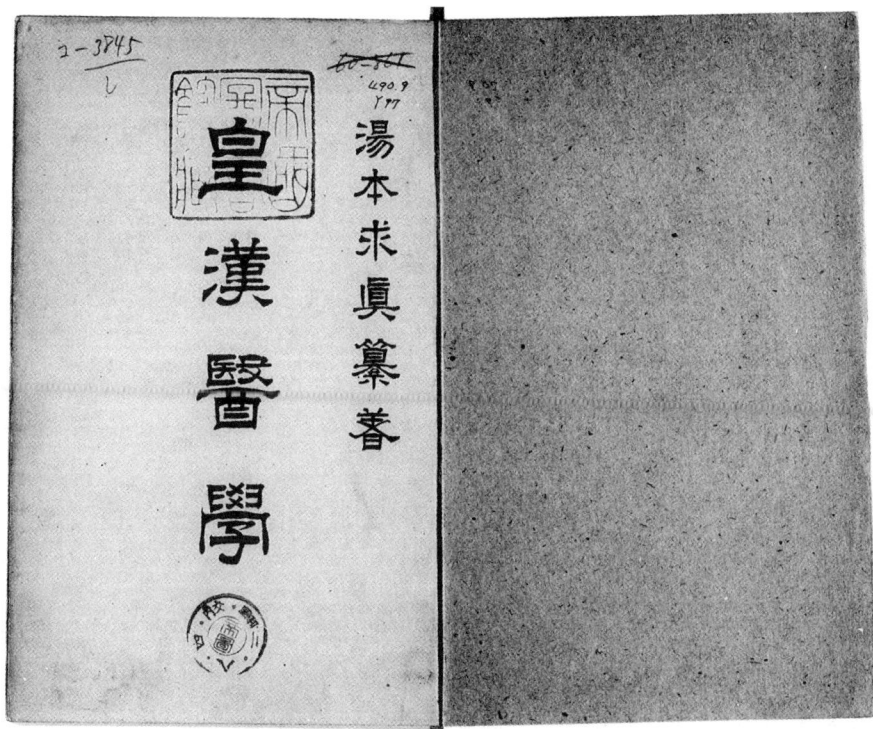

汤本求真著《皇汉医学》（图片来源——国立国会图书馆）

现无遗，其言："余之为此，欲释医圣张仲景所创之东洋古医学，以西洋医学之原理，明其所长，并探现代治疗术之所短，以期二家融合统一。""如上所述，余实一中西医学折衷主义者，欲助发西医所长，而弃其短，更益以中医之精粹，而为综合新医术之道源。"汤本氏产生折衷中西医学的思想不是偶然的，它是特定时期的必然产物。折衷医学的思想在日本汉医界早已有近二百年的历史，故这一思想然要影响到汤本，此可谓汤本氏产生折衷中西医学思想的根源之一。其二，当时日本汉医仍处于低谷，虽渐见"复苏"之象，但也是"不绝如缕"，"仅保余喘，行将废灭"。西洋医学已成为朝野共认的唯一的科学医学，为挽救汉方医学的命运，不释之以公认为科学的西医理论是难以取信于人的，故此可视为汤本氏产生折衷中西医学思想的根源之二。其三，乃导源于汤本氏的知识结构，因其具有当时的良好的西医学知识，深知两种医学的长短，这难免令其萌发扬长弃短、综合成一种新医学的意念。汤本氏折衷中西医学的思想体现以行动上，即以西医学理论释仲景学说及汉方医学理论，形成了与江户时期古方派迥然有异的特色，体现了这一时期的时代特性。

第二节 《皇汉医学》研究仲景医学的方法特点

囿于当时历史现状，求真先生的知识构成及刻意证明仲景医学科学的愿望，尤其是在《伤寒论》《金匮要略》的研究上，体现了衷中参西、汇粹众说、拾遗补缺等研究方法上的特点。

一、衷中参西

前已言，求真先生毕业于金泽医学专门学校，具有西洋医学知识，且有折衷中西医学的思想，故形成了研究仲景医学上的衷中参西。这种研究方法贯穿于病因、病理、药物、治法等诸多方面，如释太阳中风，则谓"即现今之感冒也"；注太阳病头痛衄血曰"此头痛为太阳病本来之病势，上于头项部充血颇甚，血液难以畅流，若此充血达于极度时，血压亦随之亢进，突破抵抗力最薄弱之筛骨蜂窝部外走，则为衄血"。在对药物功效的解说上，汤本氏亦借助当时药物学的研究成果进行论证。如论桂枝则言："桂枝之主要成分因含桂皮油及挥发油，故《药物学》所载挥发油之医治效用，可谓即桂枝之医治效用也。是则桂枝有防腐、刺激皮肤、镇静、镇痉、健胃、驱风、通经、祛痰、利尿诸作用也明矣，兹可谓以科学证明旧学之少分。"对治疗方法机理的阐释，汤本氏亦解以西说："用发汗解热药，以病毒自汗腺排出为原则，若此发汗不彻，则病毒转入呼吸、消化、泌尿等器，惹起种种之疾病。"当然，限于当时西医水平，汤本氏不可能做出更准确更圆满的解释，但毕竟也算是完成"以科学证旧学说之少分"的任务。

二、汇粹众说

为论证《伤寒论》《金匮要略》的科学性，汤本氏引证了大量医家的研究成果或经验事实，《皇汉医学》所引用的著作竟达一百二十余部之多。这些书籍的作者有日本医家，亦有中国学者，日本医家中有属古方派，有后世派，亦有从事西洋医学的研究者。其引用内容分理论、治验两类，在引用的同时附以自己见解，亦间有以自己治验论证者。如"葛根汤之注释"首引和久田寅之论，再引尾台榕堂、浅田宗伯之说，后附己见。他认为："项背强几几之意，依上三说解之，未免有隔靴搔痒之弊，余由多年之研究，知项背强几几者，乃自腰部沿脊柱两侧，向后头结节处，上走之肌肉群强直性痉挛之意。"于"先辈论说治验"之下，首列吉益东洞对该方的"定义"，次引《方机》葛根汤条对该方的加减变化，再引永富独啸庵《漫游杂记》，再引《险证百问》南涯之论说，再引中神琴溪《生生堂治验》，再引原南阳的《丛桂亭医事小言》……这种研究方法，不仅使读者对诸家之论一览无遗，且可使人们确信该方之疗效，开阔人们之眼界，启迪了人们思路。理论与治验的共引，不给人以空虚之感。

三、补遗拾掇

汤本氏补遗拾掇的研究方法，主要见于《皇汉医学》的《补遗篇》《拾掇篇》，今沿袭其名。其所谓补遗者，意在补以往古方家之遗，即将以往古方家临床使用较少的仲景方剂，或疑非仲景方者汇集一处注释之、阐明之；拾掇者意在补仲景之未备。即选用古方家之创方集为一篇，其方多选自吉益东洞所著《古方兼用》中的丸散剂。这种研究方法虽在中国早已有之，然仍不失为一种实用有效的研究方法。补遗之法，可将仲景有效但为临床家少用的方剂重新推广使用于临床，它可引起人们对这些方剂的再认识。此篇所列方剂皆为《金匮要略》所载，若葵子茯苓散、蒲灰散、滑石白鱼散、茯苓戎盐汤、矾石散、消石矾石散、蛇床子散、苇茎汤、柏叶汤，这些方剂多确有实效，唯因用药之殊，或用法之异，而使人疑非仲景所制，常束之高阁，或斥而不用，经汤本氏以"补遗"形式提出，可免湮没之虞。拾掇法撰用日本医家的经验方，若前七宝丸、续七宝丸、梅肉散、伯州散诸方，以补仲景方之未备，无疑丰富了疾病的治疗手段与方法。

第三节 "食血水"三毒的病因观

疾病因何而起？这是历代医家必然探讨与论及的课题。东洞诸人虽倡不论因之说，但只是因为病因的难以确认，并非其不想搞清。汤本氏利用前人的研究成果并结合当时西医知识，提出了"食血水"三毒的病因学说。《皇汉医学·腹证及诊腹法之重要》说："要之，疾病之大半，因于肠管排泄障碍（即食毒），肾脏之排泄障碍（即水毒），与夫瘀血之停滞（即血毒），或此二三因之并发，其他谓原因者，皆不过为诱因或近因而已。"

然而食、血、水三物是营养人体，维其人体生命活动的必需物质，于正常情况下不能在体内形成毒害作用。那么是什么原因导致了"食血水"

三毒的出现？观《皇汉医学·腹证及诊腹法之重要》及同书的《诊瘀血之毒害》二篇，可以归纳为：食毒之成，乃因胃肠消化、排泄功能之障碍，使有毒物质不能排泄而滞留；水毒之成，乃因肾脏排泄水液废物障碍，而致水液中有毒物的潴留；血毒之成，其因有三，其一为遗传，其二为跌打外伤而致血溢，其三为热性病之热溶血证。此三条血毒的成因为男女共有，若为女子，尚有月经障碍、产后恶露停滞而成者。

　　三毒既成，其又是如何作用于人体导致疾病发生的呢？汤本氏认为：三毒之所以能导致疾病的产生，主要缘于机体对此三毒的吸收。其论食毒曰："肠管为身中最大最长之下水沟，有排泄饮食之渣滓及毒物之任务，若此种作用障碍，工作不能如常，则毒物不能排泄而反被吸收，即现自己中毒证。以余之实验，所谓原因不明之多数疾病，类由于自己中毒证。"论水毒谓："肾脏者，液状废物排泄之机关也，若此种作用障碍，则毒物蓄积，酿成自己中毒之一种，即现体表及体腔之水肿，或引起网膜炎、心脏病、尿毒证等。"论血毒则言："然此溢血即迸于血管之外，则失血液之性能，再不能复归于生理之状态，而成死血，即瘀血也，若放置之，渐吸收于血管内，与生理的血液循环体内，遂致成各种疾患之源泉。"血毒的致病性尚不限于自身中毒，因瘀血内停，无异于给细菌的繁殖提供了"培养基"，使人体导致诸炎性病的发生，这是汤本氏对瘀血危害的又一认识。

　　汤本求真的"食水血"理论是导源于吉益南涯的"气血水"说，可以将其视为是对南涯理论的发展，亦可将其视作是对南涯"气血水"理论与惠美三伯"胎毒""食毒"说的综合，取南涯"血水"，撷三伯"食毒"而成。但南涯所谓"气"系指精气而非元气，精气的来源亦赖饮食，故将"气"变"食"，不仅使气这一肉眼难见的物质变成日常所见的饮食，且令人们更易接受，亦符合古方家以"眼见为实"的原则。然而必须明确，汤本氏所谓的"毒"和江户时期古方派的"毒"已有不同，汤本氏的"毒"

主要是指西医学的"毒素",而以往古方家所言"毒",泛指一切致病物质。

第四节 内外相合的发病观

疾病发生缘于内外二因的共同作用,这一理论在《内经》时代既已有之。《灵枢·百病始生》言:"此必因虚邪之风,与其身形,两虚相得,乃客其形,两实相逢,众人肉坚,其中于虚邪也,因于天时,与其身形,参与虚实,大病乃成。"故内外二因相合为病的观点早已非为创见。但于求真生活时代,重新提出这一理论却有历史意义。因当时的西医学认为,若有细菌的存在,即可导致传染病的发生,独重细菌致病性的阐发,对人体在发病中的作用却置而不论。在这种情况下,汤本氏大声疾呼:"夫疾病成立之要件,必须有内外二因之共存,外因虽作用于身,若不与内因结合,则不能成立,此千古不易之铁案也,虽为传染病等,是疾病,不能自此原则之外求之。"这一观点虽为传统中医学中的固说,然确实可裨西说之不足。但汤本氏所论之"内因",却没有本中医传统理论中的"正气"之虚,而是将"食、血、水"三毒之停滞,即广义的"自家中毒证"视为内因,认为"自家中毒证则对于细菌不惟抵抗力减强,且具有适应于寄生繁殖之培养基,使成立为传染病者也"。

第五节 腹诊为先与不略脉诊的诊法观

重视腹诊可以说是古方家共有之特点,自古方派创立伊始,腹诊既已

成为诊病之首务。且随着腹诊研究的完善，古方家中竟出现了视脉诊为
"臆"者。针对这习已成俗的弊端，汤本氏未因袭固说，在中西深斋"腹
脉并重"的基础上，进一步论证，并大胆指出："轻视脉诊乃东洞翁之缺
点，其门下及歌颂者，亦陷于此弊，不可从之。"汤本氏认为：中医学的
脉诊，是仅次于腹诊的重要诊法，且有指导治疗的作用。虽然说多数疾病
根源于腹部，并能从腹部寻求指征，但根据病证不同，可以出现与腹部毫
无关系而专征于脉象者，也就是说无腹证可寻，此必求于脉，此为脉诊重
要性之一；其二有利于腹脉互参，即凭腹诊难于定度应用何方何药之时，
参以脉诊而施以治法。以上两点可以说是求真先生不略脉诊的主要原因。
汤本氏的认识是正确的，这种认识上的正确不在腹诊与脉诊次序上的先
后，乃在于求真先生已认识到没有一种方法是完美无缺、滴水不漏的。也
正是出于这种认识，汤本氏将中医所言"二十八"种脉象及"七怪脉"列
于"脉应及诊法"中，而予以解说。

第六节　"随证"与"求因"的治疗观

中医是如何治病的？其治疗机理何在？是针对病因而处方？抑或随其
见证而施治？这是历代医家不能回避而必须探讨的问题，东洞及门人认为
拘因而治，往往玄因失实，故倡不论因之说，唯随证治之，攻其一毒，至
其子南涯求因于气血水，复开求因之局面。观汤本氏的治疗思想可以说
是兼而有之，这两种治法观的形成，似对不同疾病而设，如在"论多数传
染病不当以其病原体而断，宜随其发现证治之"一节中，曾以酒醉为例立
论，曰："其原因为酒毒，固不待说，而除去原因，实为理想之疗法，欲
一举而去之，恐为不可能之事实。""必当随其发现症状，而选用汗、吐、

下。三法之理也，是即仲景所谓当随其证而治之大义，此所以不拘于病原病名，专阐明病者之体质及病毒之所在，而创制对应之治剂也。"但汤本氏所谓"随证治之"和西医所谓对症治疗是有根本区别的，和中医学中的"辨证论治"亦存在着差异。这一点在其"论中医之镇痛疗法为原因疗法"有清晰的论述："凡疼痛之自觉症状，由于某种病毒，刺激知觉神经之末梢所发现之现象也。病毒当然为本，即病因，而疼痛为末，即结果也……而中医则以病毒之扑灭为主，而以镇痛疗法为客，苟除去原因之病毒，则仅为结果之疼痛自愈矣。"由此可见汤本氏所谓"原因"与中医学中所言"病因"的内在差异。然而我们尚应看到汤本氏对"原因疗法"的推崇，"随证治之"只不过是在病因不能一举歼灭的情况下，不得已而使用的"治疗方案"。由此亦可看出求真先生受西洋医学的影响。

汤本求真，这位特殊时期、具有特殊知识结构的古方派大家，为挽救汉方医学濒临灭绝的厄运，力倡汉方医学之科学，所著《皇汉医学》为扩大仲景医学于日本的传播，起到了不可估量的作用，并直接影响了中国近代的《伤寒论》研究。然而，汤本氏毕竟从维护汉方医学的立场出发，以汇通折衷中西医学的目的，欲以汉医之长，裨西医之短，以西医学理论来证明仲景医学的科学。殊不知当时被认为是"科学"的西洋医学尚存在着许多不科学的成分，这就不可能对仲景医学做出更合理、更科学的解释。此皆属历史之必然，这并无损于《皇汉医学》的光辉。它毕竟代表了这一时期日本仲景医学研究的最高水平，其闪光的思想，精辟的论断，直至现在仍值得我们认真研究和借鉴。

参考文献

[1] 汤本求真著，周子叙译 . 皇汉医学 . 新 1 版，北京：人民卫生出版社，1956

附

篇

一、古方派医家自制方撷要

本篇所设旨在补上、下二篇中但言方名而乏药物组成之缺，且欲使中国医家能一睹古方家制方之大略。

名古屋玄医方

保元汤

[组　　成] 白术一钱，人参一钱，黄芪八钱，当归三分酒炒，桂枝一钱
三分或二钱，生附子七分（久病用熟附子）。

[主　　治] 中风。脾肾素虚，元阳衰微，不胜风寒，卒昏冒，不省人
事，半身不遂。

[用　　法] 水煎服。

[方　　源]《医方问余》。

逆挽汤

[组　　成] 苍术、肉桂各一钱，茯苓、丁姜各八分，枳壳五分，生姜一钱，
甘草少。

[主　　治] 一二日微热，泄泻数十行而后带血，里急后重。

[用　　法]　水煎服。

[方　　源]　《医方问余》。

和解汤

[组　　成]　人参、桂枝各一钱，芍药酒炒七分，茯苓七分，干姜五分，
　　　　　　苍术七分，甘草少。

[主　　治]　发热、恶寒、恶食味不宜，小便短少。

[用　　法]　加生姜，水煎服。

[方　　源]　《医方问余》。

驱邪汤

[组　　成]　桂枝二钱，干姜一钱，苍术一钱，半夏一钱，生附子七分，
　　　　　　柴胡一钱，甘草少。

[主　　治]　疟初发，先寒后热，或先热后寒者。

[用　　法]　加生姜，水煎服。

[方　　源]　《医方问余》。

建中汤

[组　　成]　苍术、茯苓、肉桂、干姜、白术各等分，防风、升麻、甘草各减半。

[主　　治]　风湿泄泻。

[用　　法]　水煎服。

[方　　源]　《医方问余》。

后滕艮山方

顺气剂

[组　　成]　茯苓、半夏、枳实、厚朴、生姜、甘草。

[主　　治]　诸病均可以此方加减。

[用　　法]　水煎服。

[方　　源]　《养浩堂方矩》。

润凉剂

[组　　成]　茯苓、天花粉、黄芩、知母、阿胶、生姜、甘草。

[主　　治]　虚劳、消渴、诸血证。

[用　　法]　水煎服。

[方　　源]　《养浩堂方矩》。

排毒剂

[组　　成]　茯苓、独活、川芎、柴胡、枳实、甘草、生姜。

[主　　治]　瘟疫、风毒、痛痹、眼疾、疮肿、疥癣之类。

[用　　法]　水煎服。

[方　　源]　《养浩堂方矩》。

解毒剂

[组　　成]　茯苓、土茯苓、忍冬、川芎、大黄、木通、甘草。

[主　　治]　梅毒、下疳。

[用　　法]　水煎服。

[方　　源]　《养浩堂方矩》。

黑丸子

[组　　成]　黄连五钱，合欢四钱，沉香二钱，木香一钱，熊胆三钱。

[主　　治]　积聚、心腹痛、郁气、食伤等。

[用　　法]　上药为末糊丸，熊胆为衣，温水送下。

[方　　源]　《养浩堂方矩》。

山胁东洋方

赤小豆汤

[组　　成]　赤小豆五钱，商陆一钱（生），麻黄七分，连翘五分，桂枝三分，
　　　　　　大黄五分，生姜一钱。

[主　　治]　治诸疥疮内攻而肿者。

[用　　法]　水煎服。

[方　　源]　《漫游杂记》。

琥珀汤

[组　　成]　琥珀一钱半，商陆一钱（生捣），桂枝一钱，猪苓八分，
　　　　　　反鼻五分。

[主　　治]　产后水肿。

[用　　法]　水煎服。

[方　　源]　《漫游杂记》。

再造散

[组　　成]　皂角刺一钱，白牵牛六钱，郁金五钱，大黄十钱，反鼻六钱。

[主　　治]　大风、梅毒。

[用　　法]　上药为末，温酒送下。

[方　　源]　《漫游杂记》。

吉益东洞方

太簇丸（人参大黄丸）

[组　　成]　大黄四十钱，黄芩、人参各二十钱。

[主　　治]　腹满心下痞，饮食停滞，大便难。

[用　　法]　上三味，捣筛为末，糊丸如梧桐子大，每服三十丸，白汤
送下。

[方　　源]　《东洞先生家塾方》。

林钟丸（甘连大黄丸）

[组　　成]　大黄六两，甘草、黄连各二两。

[主　　治]　治心烦不大便者。

[用　　法]　上三味，捣筛为末，糊丸如梧桐子大，每服三十丸，白汤
送下。

[方　　源]　《东洞先生家塾方》。

南吕丸

[组　　成]　黄芩四两，甘遂、青礞石各二钱，大黄八钱。

[主　　治]　治诸痰饮咳嗽，大便不利者。

[用　　法]　上三味，捣筛为末，糊丸如梧桐子大，每服二十丸，日三，
或每服至三四十丸，温水送下。

[方　　源]　《东洞先生家塾方》。

紫圆

[组　　成]　代赭石、赤石脂、巴豆各二十钱，杏仁四钱。

[主　　治]　胸腹结毒或腹满大便难，有水毒者。

[用　　法]　上四味，先捣二味为末，别研巴豆、杏仁，内中合治，糊丸
如绿豆大，量病证浅深服之，一二分至一钱为度。若有不
差者，每日服之，或五丸或十丸。若无赤石脂，则以盐藏
铁粉代之。

[方　　源]　《东洞先生家塾方》。

桃花汤

[组　　成]　桃花二钱，大黄一钱。

[主　　治]　治浮肿大小便不通者。

[用　　法]　上二味，以水二合，先内桃花，煮取一合二杓，内大黄，煮取六杓，顿服。

[方　　源]　《东洞先生家塾方》。

薏苡仁圆

[组　　成]　薏仁十钱，大黄五钱，上茯苓二十钱。

[主　　治]　小儿头疮及胎毒者疮，大人亦得。

[用　　法]　上三味，捣散为末，蜜丸如弹子大，每一丸，日三服。

[方　　源]　《东洞先生家塾方》。

永富独啸庵方

永富独啸庵自创方殊少，然多传诸家禁方且试之尤验，此诸多禁方，出处难明，故录于永富名下。

治产后冷热痢方

[组　　方]　黄连、干姜、乌梅。

[主　　治]　产后冷、热痢。

[用　　法]　上三味为末冲服（原方无剂量、用量，可视病浅深而定）。

[方　　源]　《漫游杂记》。

治乳不出方

[组　　成]　栝蒌根九钱，青黛六钱。

[主　　治]　产后乳汁不出。

［用　　法］　上二味为末，白汤送下。水煎服。

［方　　源］　《漫游杂记》。

治产后腹痛方

［组　　成］　陈艾叶。

［主　　治］　产后腹痛。

［用　　法］　置陈艾叶于瓦器中，焙热帛包，熨脐上，热气达于口中
　　　　　　　则止。

［方　　源］　《漫游杂记》。

治顽癣方

［组　　成］　白附子、轻粉、牡蛎各一钱，绿豆、硫黄（此二味原方无
　　　　　　　剂量）。

［主　　治］　久治不愈之顽癣。

［用　　法］　以唾液和诸药粉，敷皮损处。

［方　　源］　《漫游杂记》。

葳蕤解毒汤

［组　　成］　葳蕤中、黄连小、黄芩中、当归中、木通大、茯苓中、甘草中。

［主　　治］　梅毒体质虚弱，难投峻剂者。

［用　　法］　上七味，水煎服。

［方　　源］　《漫游杂记》。

贺川玄悦方

洞当饮

［组　　成］　柴胡、黄芩、黄连、茯苓、半夏、生姜各五分，甘草一分，

　　　　　　　　　芍药一钱。

[主　　治]　因盛怒所致吐血、衄血，或卒然胸痛者。

[用　　法]　上九味，以水二合半，煮取一合半服。

[方　　源]　《产论》。

龙腾饮

[组　　成]　川芎、黄芩、黄连各一钱，大黄。

[主　　治]　吐血、衄血。

[用　　法]　上四味以麻沸汤一合渍之，须臾绞去滓顿服。

[方　　源]　《产论》。

折冲饮

[组　　成]　芍药、桃仁、桂枝各一钱，红花半钱，牡丹皮、延胡索各五分，
　　　　　　　　　当归、川芎、牛膝各八分，甘草一分。

[主　　治]　妊娠二三月伤产下血块。

[用　　法]　上十味，以水二合半，煮取一合半服。

[方　　源]　《产论》。

虎翼饮

[组　　成]　半夏八钱，茯苓四钱，青皮一钱，生姜一钱半。

[主　　治]　心下逼而呕吐者。

[用　　法]　上四味，以伏龙肝汁二合半，煮取一合半服。

[方　　源]　《产论》。

龙翔饮

[组　　成]　麻黄一钱，大枣一钱，苍术一钱，石膏三钱半，甘草一分，
　　　　　　　　　生姜一钱。

[主　　治]　烦躁、口渴，浮肿有热而大便秘或麻痹者。

[用　　法]　上八味，以水二合半，煮取一半，去滓温服。

[方　　源]　《产论》。

牡蛎汤

[组　　成]　桂枝、泽泻、龙骨、牡蛎各三钱，甘草一分。

[主　　治]　孕而带下者。

[用　　法]　上五味，咀，以水二合半，煮取一合半服。

[方　　源]　《产论》。

中神琴溪方

萆薢分清饮

[组　　成]　萆薢、石菖蒲、泽泻。

[主　　治]　白浊。

[用　　法]　水煎服。

[方　　源]　《生生堂中神家方书》。

薏苡附子败酱加芎归通

[组　　成]　薏苡仁、附子、败酱、当归、木通。

[主　　治]　历节病。

[用　　法]　水煎服。

[方　　源]　《生生堂中神家方书》。

红花散

[组　　成]　红花、忍冬、木通、黄芩、连翘、槟榔、桔梗、大黄。

[主　　治]　耳中烂、出脓。

［用　　法］　水煎服。

［方　　源］　《生生堂中神家方书》。

风流汤

［组　　成］　栀子、大黄、柏皮、木通、萆薢。

［主　　治］　梅毒、疮肿。

［用　　法］　水煎服。

［方　　源］　《生生堂中神家方书》。

加减小建中汤

［组　　成］　桂心、甘草、远志、生姜、大枣、饴糖。

［主　　治］　心腹痛不可忍，轻按痛剧，重按则愈，皆虚寒证，服热药并
　　　　　　　针灸不痊者。

［用　　法］　水煎服。

［方　　源］　《生生堂中神家方书》。

华冈青洲方

十味败毒散

［组　　成］　柴胡、桔梗、羌活、川芎、荆芥、防风、茯苓、甘草、樱茹。

［主　　治］　治痈疽及诸般疮肿初起。壮热憎寒、热痛者。

［用　　法］　加生姜，水煎服。

［方　　源］　《疡科方筌》。

小解毒汤

［组　　成］　遗粮、泽泻、茯苓、滑石、阿胶、木通、忍冬、虎杖。

［主　　治］　下疳、茎中痛而脓出者。

[用　　法]　水煎服。

[方　　源]　《疡科方筌》。

禹水汤

[组　　成]　赤小豆一钱半，大麦五钱，地肤子七分，猪苓、泽泻、茯苓各四分，牵牛子二分。

[主　　治]　水肿。

[用　　法]　水煎温服。

[方　　源]　《春林轩撮要方筌》。

家方养胃散

[组　　成]　白术、干姜、陈皮各分一半，甘草、莪术各半分。

[主　　治]　胃痛。

[用　　法]　上五味为末，白汤送下。

[方　　源]　《春林轩丸散方》。

大解毒汤

[组　　成]　遗粮、川芎、木通、忍冬、茯苓、败酱。

[主　　治]　梅毒骨痛或下疳腐烂。

[用　　法]　水煎服。

[方　　源]　《疡科方筌》。

二、博士论文专家评语摘要

王玉川（北京中医药大学教授、国务院学位委员会学科评议组特邀成员）

凡是读过一些日本汉方医学著作的学者，都会觉察到：日本古方派的学术观点和方法与中国伤寒学派有着明显的差异。但是，日本古方派有哪些著名学者，他们是如何相互承袭而又各有各的学术特点，以及与整个古方派兴衰密切相关的种种因素，则知之者甚少，能对中日伤寒学派做比较研究的更为罕见。因此，这篇论文具有首创性，难度很大。纵观全文，引征广博，资料翔实，立论客观，评价公允，发人深思的独到见解处处可见。毫无疑问，这是一篇具有重要学术价值和现实意义的力作。

马继兴（中国中医研究院医史文献所研究员、博士学位研究生导师）

日本汉方医学是源于中国医药学理论体系的重要国际分支之一，其学术成就有不少可资中国医学借鉴取法之处。惟迄今为止，国内在这方面的专题研究尚不多见，故本文首先在立题选材方面具有重要意义。其次，本论文对日本近代汉医界中所谓"古方派"的代表人物及其著作、学说进行了考察和论证，特别对日本有关张仲景医疗方剂的应用及其特点进行了较全面的分析与讨论，具有一定的深度和广度。

谢海洲（中国中医研究院广安门医院教授、主任医师、博士学位研究生导师）

迄今为止，未见前人有如此系统全面述及日本汉医古方派的文章，久知日人在研究古方方面有一定成就，也看过一些国外的报道与医学史，但能如本文之全面的甚少。作者能把散在的资料，系统全面地搜集整理，有论点有论据，有观点有分析。讨论突出个人见解，简明扼要，论据充实，逻辑性强，为有实用价值的论文。

余瀛鳌（中国中医研究院医史文献所研究员、博士学位研究生导师）

"古方派"作为日本汉方医学的重要流派，中国过去尚缺乏较为深入的研究……文中记述古方派变化和发展的脉络相当清晰，对岐黄医药的国际学术交流将起积极作用。全文写出了较高的学术水平，虽或间有"见仁见智"的观点，但其科学性、逻辑性应基本上予以肯定。日本古方派兴衰的经验和教训，对中国有关主管部门亦有一定的鉴戒、参考价值。

鲁兆麟（北京中医药大学教授、博士学位研究生导师）

古方派是日本汉医的一大学派，对其医学发展有深刻影响，古方派是以《伤寒论》研究为基础形成的，目前尚未发现有对其进行系统研究的报导。贾春华同志攻读伤寒专业博士学位，选择这一研究课题，具有先进性，填补伤寒研究领域的一项空白。全文从总论和对具有代表性医家的学术思想探求两方面加以阐发，内容丰富，资料翔实，条理分明，论据可靠，结论可信。其个人见解立论有据，表明论文的创造性，虽然此论文是一以文献研究为中心的论文，但已达到国内研究该领域的领先水平。

王洪图（北京中医药大学教授、博士学位研究生导师）

该文条理清晰，文字流畅，论证明确，资料翔实。反映出作者赞同争鸣发展学术的基本观点。"启示录""结论"中提出并论证了若干颇有新意的见解。

聂惠民（北京中医药大学教授、博士学位研究生导师）

论义选题有十分重要的价值和意义，对日本医学尤其是对古方派学术思想的研究，将促进中日医学的交流，弥补既往中国对日本医学研究的不足。论文有理有据，资料丰富，重点突出，文理通畅，有个人学术见解，系统阐发了古方派的源流，为今后的研究奠定了基础。

钱超尘（北京中医药大学教授、博士学位研究生导师）

《日本古方派研究》是一篇优秀的具有高水平的博士学位论文。其特点是：清晰地论述了古方派产生的时代背景、哲学背景、学术背景；非常详尽、深刻地论述了古方派与其他医学流派纵横交错的复杂联系、特点与分歧；以翔实的史料论述了古方派诸大师的师承授受和学术特点，从而突出地显示了古方派的学术根柢与学术阵容；尤为可贵之处是对古方派在《伤寒论》上的贡献做了深入探讨。凡此诸点，皆填补了国内古方派研究之空白。此文阐发《伤寒论》在日本的传播与影响，对中日文化之交流，均颇有贡献。

晁恩祥（中日友好医院教授、主任医师、博士学位研究生导师）

日本古方派研究选题可取，确有较高的学术价值，该项研究对日本古方派进行了卓有成就的探索，可谓名师高徒之佳作。论文描记了古方派发生发展的轨迹，对古方派在日本汉医中的地位、作用给予了历史评价，也为人们研究日本汉方医学提供了宝贵资料。的确，历来中国学者对日本古方派研究甚少，只是近年来才有零星研究，作者在中国《伤寒论》大师刘渡舟先生和日本古方派大家藤平健教授指导之下的研究，颇具时代特色，无疑将对今后中日古方派的研究有所启迪、有所贡献。

后 记

三年前，我终于实现了自己多年的夙愿——追随伤寒大师刘渡舟教授学习仲景医学。

三年转瞬而逝，当我捧着这本薄薄的论文恭敬地放在导师的桌前，一种复杂的心情不禁油然而生……

话还得从 1990 年 12 月说起，一日向刘渡舟教授请教日本的汉医理论，当谈至日本古方派时，导师议论恢宏，思如泉涌，在肯定了古方派有其特长的基础上，继而指出其存在的欠缺。这指点迷津，一言中的的论断，皆成了我后来学习、研究古方派的指针。经反复论证，慎密考虑，导师命我以《日本古方派研究》作为博士论文。

自确定选题后，即着手资料的收集与整理，说实话，研究这一课题对我来说确有一定难度，其一为资料的不足，其二为语言上的障碍。因一二百年前的日医文献不少为日本古文所书，且多手抄，读来实觉晦涩，资料来源上亦难以同日本学者相比。但这并非说毫无优势可言，与日人相较，我系统地学完了中医院校的全部课程，于 1984 年毕业并获学士学位，临床工作一年后，问道于安徽《金匮》教授周夕林先生，从事仲景学说的研究。获硕士学位后，任教于承德医学院中医系，讲授《伤寒论》与《中医各家学说》，故可以说对中医理论有一系统的、全面的了解，而日本学者有此机会者不多。日本古文对日本青年学者来说亦非易事，且在古方派的文献中又不乏"纯汉文"著作，语言上的困难不亚于我对"日本古文"的难度。为解决资料来源的欠缺，及时把握日本的研究动态，导师刘渡舟教授又与研究生部主任鲁兆麟教授协商，为我聘请了日本古方派大家、北京中医学院客座教授藤平健先生担当我博士论文的副导师，以导师刘渡舟教授之容光，藤平健先生俯就副导师之职。由此可见，如何合理运用有限的资料，发挥自己所长，已成为此论文成败的关键。

在本文的撰写过程中，时刻铭记导师的教诲，也是导师坚持恪守了一生的原则，即以辩证唯物主义和历史唯物主义的观点，摆事实、讲道理，站在当时的历史条件下去观察、分析，决不给古方派披上"时髦"的面纱，也不给中医理论戴上"至尊无上"的桂冠，亦未将《内经》学理作为唯一标准来衡量古方派理论的得失。因笔者深知，两种不同体系的理论是不能互相检验的，两种理论体系皆有各自的特点，但特点并不全等于优点，此或可招致"调和""中庸"之诽，但事实上本即如此。笔者曾反复强调，两种理论体系同是对客观事实一个侧面的反映，同是对客观事实的一种逼近，就本质而言，两者间不存在着谁是谁非的问题。大家都知道实践是检验真理的唯一标准，而医学理论的检验主要在于临床，两者既然皆能治愈疾病，显然皆有合理或科学的内涵。认识事物的途径或方法非为一种，没有统一或唯一的模式。这不禁让我们再次想到贝尔塑像下那意味深长的几句话"有时需要离开常走的大道，潜入森林，你就肯定会发现前所未见的东西"。在研究古方派的过程中，与中国医家或学者相比，我虽未敢言已"潜入森林"，但毕竟还算是走上了"小路"，同日本专家学者相较，亦可算作一特殊身份的观察者。然而不同角度与不同人的观察，事物在人大脑中投影是有异的，故又可以说我见到的东西虽不敢说前所未见，但确也似是而非。笔者本不刻求标新立异，以逞己能，但也决不人云亦云，拾人余唾，只将我的所见所思，实实在在、原原本本地写出来，当然其中不乏一隅之见或一得之愚。

时异境迁，沧海良田。历史毕竟已成为过去，无论怎样去夸耀，它亦不能像原来一样复活，无论如何去诋毁，它亦将留下原有痕迹。然历史的兴衰，非徒供后人凭吊，必有使其辉煌灿烂的原因，以及使之晦暗无光的"土壤"，若能揭示其原因，发现其规律，以供人借鉴，也算完成了研究历史任务的大半。本文若能起到这样一点点微弱的作用，也就心满意足，也未负三年的翻劳誊写之苦，熬费苦心之思。能做的都做了，所期待的唯智者的批评和自己将来的补充，若天假时日，赐以环境，以广自己见闻，想必能得出更为准确、更为有益的结论。

撰写过程中曾得到多少人的指导与帮助可谓数不清，除导师刘渡舟教授、藤平健教授、博士生指导小组的聂惠民教授外，敬请大家记住下列先生的姓名：曾参加我"开题报告"并提出建设性意见的王玉川教授、程士德教授、杨维益教授、王洪图教授、钱超尘教授；曾对"论文提纲"提出宝贵意见的中国中医研究院马继兴研究员；曾为我讲授日语并指导我日本史学习的日语专家黄启助教授；曾为我讲授《中医各家学说》《内经》并启迪我研究思路的鲁兆麟教授、王洪图教授……

谨将此文敬献给曾帮助、教导过我的老师们。

贾春华

1993 年 3 月　北京中医学院

补 记

　　所以有补记之作，乃因有后记成于三年之先。此刻虽可将其略做损益而归一，但总觉得那是我内心真实情感的表白，为留住那份真情，还是将后记保存了下来。于后记中，对这本书的前期工作已做了介绍，论文答辩时又蒙祝谌予、王玉川、马继兴、王绵之、关幼波、杨维益、鲁兆麟等专家教授提出宝贵意见，其热情的赞许和善意的批评均成了我后来工作的重要参考。

　　毕业后，我继续从事此研究，并获河北省博士、博士后科研基金资助。两年多的时间里，东寻西觅，爬罗剔抉，修正了某些曾自以为是的论点，也顽固坚持了一些偏激的"谬说"。

　　这本小书能够刊行，缘于三大方面的支持与协作，其一，为海内外专家学者的帮助，特别是我导师刘渡舟教授的指导；其二，为河北省教委和我院科研处领导的支持；其三，为长春出版社的通力合作，责编翟志强先生更是不遗余力。

　　虽然有此三方面力量的援助，但因修业不精，率性任意，故不免舛误，尚希明哲指正。

贾春华

1996 年 1 月 25 日　承德医学院

由渡舟先生予我之书信想起的二三事

　　如果我的老师——渡舟先生还活着，现在已经 100 岁了。在先生百年华诞之际，先生的弟子们拟召开一次纪念大会，筹备委员会经多轮磋商，拟定了会议纲要，其中之一条就是先生的亲炙弟子写一篇纪念导师的文章。想起来很是惭愧，导师逝世已经 16 年，只写过一篇追忆先生的文章——《永远的先生》，发表在我当时任教的承德医学院的院报上。用这个名字的寓意：第一，表明先生是我的老师；第二，北方人称医生亦为先生，藉以铭记先生济世活人之功绩。依稀记得在文章中曾有"先生之神技使得冥界门丁不旺，阎王盛怒之下招先生而去，不禁让我想起了《庄子·人间世》中的那棵栎社树"等等云云。

　　先生留给我的实物除先生本人撰写的书籍外，尚有一摞书信。那个时代通讯设备远不如现今发达，人们所依赖的多是书信往来。1993 年博士毕业后，我离开北京到承德医学院任教，与先生之交流，除了为数不多的登门拜访外更多的是书信往来。当然，先生予我的书信不只是毕业之后，即便是 1990~1993 年攻读博士期间，先生亦多有书信予我，从对博士论文选题到聘请日本现代著名古方派医家藤平健先生为副导师，从开题报告的指导到论文的修改意见皆有书信，涉猎非常广泛。当然讨论更多的是论文如何撰写及主要学术观点问题。我的博士论文题目是《日本汉医古方派研究》，做这样一个课题是先生凭其学术威望与影响争取来的，因为那时的北京中医学院和现今的学术氛围相差无几，现在是唯 SCI 是务，那时以实验研究为准则。之所以选择日本汉医古方派这样的研究课题，是基于以下的考虑：古方派是日本汉医界一个重要的学术流派，其崇尚实证，以研究发扬仲景医学为宗旨。中华人民共和国成立以后，中国对其研究甚少，以致于有的学者径称："对中医界的不少同仁来说，谈及日本中医，犹如天方夜谭。"我强调现代研究甚少，并非否认古方派对中国近代伤寒论研究影响之深，此影响明证于陆渊雷先生所著的《伤寒论今释》，该书大量引证了日本古方派医家的医学文献，以致有剽日人《皇汉医学》以为名之讥。陈存仁先生《皇汉医学丛书》收录日本汉医书籍 72 种，其中含有大量的古方派医学文献。现今国人耻言甲午战争至民国期间的中医史，更鲜有对日人书籍进行深入研究者。如果有人对吉益氏父子及东洞门人著述进行研究，便不会对现今盛行经方－方证－药证倍感新奇。当我把《日本汉医古方派研究》论文初稿呈先生审阅后，先生为我写下了这样的批语：

"看了你的全著，一喜一忧间而有之。喜的是你将江户时期近二百年的日本汉医古方学派，从历史背景、社会因素、哲学变迁、疾病需求、名医改革把古方派写得淋漓尽致，大有笔下千钧之势。忧的是你的学术根基留在中国看来有点玄乎，而在彼邦日本的则是同其流而共存亡了（恕我估计有错）。我认为'同其流'并不怕，共存亡则就有得失之分，一叶障目而不见泰山了。余云岫前辈就是陷得深了，最后就大反中医，不能不说是前车之鉴啊。"

现在回想起来，那时候读书甚少、历事无多。或感于古方派"一气留滞论""万病一毒论""气血水论""气血水食论"之简洁新奇，故在评论时多有称誉。这些表现引起了先生的警觉，唯恐我失掉传统中医理论的根基，故而有了上述的规戒。窃以为先生对日本古方派的心情是复杂的，那一时代的人们，又岂是轻轻说一句"学术是学术，历史是历史"就能过去的。我在《日本汉医古方派研究》中，将古方派更多的称为实证派，将中国明清的医家称之为思辨派。博士毕业前的某一天，老师对我说，现在被你称为思辨派的医家已经很少了。二十几年过去了，先生所说的现象可谓愈演愈烈。在当今这个"知识快餐"时代，中医界少见了那种思辨的精神，缺乏了那种对何物存在的形而上学的追问，莫非这个世界真的已经步入了一个佛家所谓的"末法时代"，何新所说的"一切严肃的东西都已变形，一切神圣的东西，都已经解构。一切庄严的东西，都被打成了碎片"正在一部部上演？

1996 年，《日本汉医古方派研究》一书付梓之际，索序于先生。序中云："贾春华君随余攻读伤寒博士生，成绩斐然，胜利地获得了博士学位。今撰成《日本汉医古方派研究》一书，贯彻历史唯物主义与辩证唯物主义思想，从源及流，系统地将日本古方派介绍给读者，不仅对伤寒在国外发展情况有所了解，而且见仁见智，融合'双百'精神，反馈于中国医坛，谅亦不无小补也。"

先生一生所坚持的就是传承中医学术，坚持学术自由，强调百花齐放、百家争鸣，一切以辩证唯物主义与历史唯物主义为指针，晚年所作《古今接轨论》更体现了"切不要厚古而薄今，更不要倡新而非古"的兼容并包精神。

每一时代都有每一时代的医学，中医学也随着时代的变化而变化。徐大椿在评述《金匮要略》时说"其论皆本于内经而神明变化之"，又言"仲景之学至唐一变"。虽然我们能感觉到气-阴阳-五行-理的差异，然而他们之间的变化皆未越中国传统哲学之范式。传统中医学与现代医学最根本的不同即是其医学范式的不同，一旦将中医学哲学范式转化成物理、化学或生物学的范式，其必将带来一场中医学术史上颠覆性的革命或灾难。医学并非只存在一种范式，它既可包涵以物理化学为范式的现代医学，又可容纳以气-阴阳-五行-理为范式的传统医学，以我的理解，这就是先生所强调的"双百"精神。先生于《伤寒论临证指要》自序中强调："西重中轻，倾斜为甚，余有杞人之忧。"在西方医学业已成为主流医学的今天，渡舟先生更希望的是，有一批能传承发展传统中医学的人。如果先生希望我能够这样，那么我可以说我做到了；并且多年来，一直致力于从逻辑、语言、心理等立场为中医传统理论进行辩护，如果先生真的喜欢我"超拔不群"，那么我也可以说我做到了。

谨以此文纪念先生百年华诞！

贾春华

2017 年 11 月

图书在版编目（CIP）数据

日本汉医古方派研究 / 贾春华著 . —北京：中国中医药出版社，2019.9

ISBN 978 − 7 − 5132 − 5460 − 1

Ⅰ.①日… Ⅱ.①贾… Ⅲ.①经方 – 研究 Ⅳ.① R289.2

中国版本图书馆 CIP 数据核字（2018）第 302967 号

中国中医药出版社出版

北京经济技术开发区科创十三街 31 号院二区 8 号楼

邮政编码 100176

传真 010-64405750

山东临沂新华印刷物流集团有限责任公司印刷

各地新华书店经销

开本 710×1000 1/16 印张 14.5 彩插 1 字数 195 千字

2019 年 9 月第 1 版 2019 年 9 月第 1 次印刷

书号 ISBN 978 − 7 − 5132 − 5460 − 1

定价 69.80 元

网址 www.cptcm.com

社 长 热 线 010-64405720

购 书 热 线 010-89535836

维 权 打 假 010-64405753

微信服务号 zgzyycbs

微商城网址 https://kdt.im/LIdUGr

官 方 微 博 http://e.weibo.com/cptcm

天猫旗舰店网址 https://zgzyycbs.tmall.com

如有印装质量问题请与本社出版部联系（010-64405510）

版权专有 侵权必究

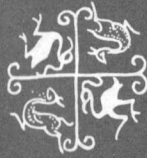